食管 SM 鳞状细胞癌治疗的新进展

日本《胃与肠》编委会　编著

《胃与肠》翻译委员会　译

U0198775

辽宁科学技术出版社

·沈阳·

Authorized translation from the Japanese Journal, entitled
胃と腸　第55巻第10号
食道SM扁平上皮癌治療の新展開
ISSN：0536-2180
編集：「胃と腸」編集委員会
協力：早期胃癌研究会
Published by IGAKU–SHOIN LTD., Tokyo Copyright © 2020

Simplified Chinese Characters published by Liaoning Science and Technology Publishing
House, Copyright © 2022

© 2022辽宁科学技术出版社
著作权合同登记号：第06-2021-225号。

图书在版编目（CIP）数据

食管SM鳞状细胞癌治疗的新进展/日本《胃与肠》编
委会编著；《胃与肠》翻译委员会译. —沈阳：辽宁科学
技术出版社，2022.10

ISBN 978-7-5591-2643-6

Ⅰ.①食…　Ⅱ.①日…　②胃…　Ⅲ.①食管癌—鳞状
基底细胞癌—诊疗　Ⅳ.① R735.1

中国版本图书馆CIP 数据核字（2022）第 142046号

出版发行：辽宁科学技术出版社
　　　　　（地址：沈阳市和平区十一纬路25号　邮编：110003）
印　刷　者：辽宁新华印务有限公司
经　销　者：各地新华书店
幅面尺寸：182 mm×257 mm
印　　张：7
字　　数：160千字
出版时间：2022 年 10 月第 1 版
印刷时间：2022 年 10 月第 1 次印刷
责任编辑：卢山秀
封面设计：袁　舒
版式设计：袁　舒
责任校对：黄跃成

书　　号：ISBN 978-7-5591-2643-6
定　　价：98.00元

编辑电话：024-23284354
E-mail: lkbjlsx@163.com　　《胃与肠》官方微信：15640547725
邮购热线：024-23284502

目　录

伴有SMT样隆起的 0–Is+IIc 型早期结肠癌 1 例

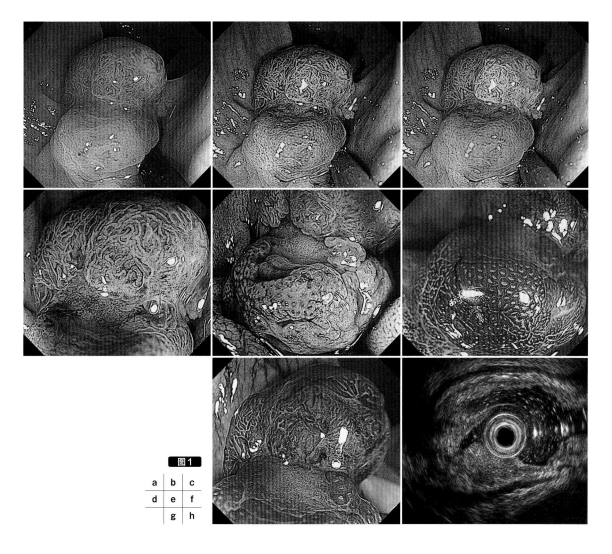

图1

a	b	c
d	e	f
g	h	

患者

　　70多岁，男性。

既往史

　　无特殊。

现病史

　　因在其他医院施行的胸部CT检查中怀疑是肺癌，被介绍到笔者所在医院就诊。在正电子发射体层摄影（positron emission tomography,

鹬田 贤次郎[1]　　永田 信二[2]　　朝山 直树　　青山 大辉　　福本 晃[1]　　金子 真弓[3]　　向井 伸一[2]

[1] 广岛市立安佐市民病院内視鏡内科　　[2] 同　消化器内科　　[3] 同　病理診断科

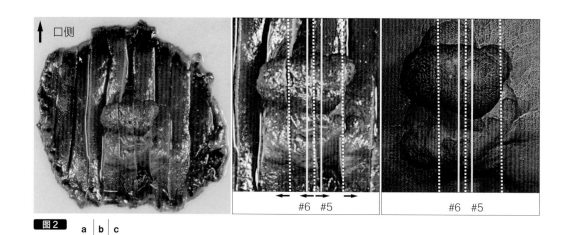

图2 | a | b | c

PET）检查中虽然在肺部未见聚集，但在乙状结肠见有SUVmax为10.5的聚集。通过结肠镜检查在乙状结肠发现有病变。

一般检查及血液检查结果

未发现异常表现。

结肠镜表现

在乙状结肠见有长径15 mm大小的哑铃状的隆起性病变。口侧的隆起发红，呈上皮性肿瘤的表面结构，而肛侧的隆起为与周围黏膜连续的被上皮所覆盖的黏膜下肿瘤（submucosal tumor, SMT）样隆起。另外，在2个隆起之间可观察到凹陷（**图1a**）。

在窄带成像（narrow band imaging, NBI）观察中，可以观察到表面性状不同的4个区域（**图1b、c**）。在肛侧的SMT样隆起部（**图1c**，蓝色区域）可以观察到正常腺管的表面结构（surface pattern）；口侧的隆起可分为2个区域（**图1c**，绿色区域和黄色区域）。通过对口侧隆起表面结构的放大观察（**图1d**）可以推测，与规则的（regular）绿色区域相比，在黄色区域呈不规则性（irregularity），恶性程度略高。在凹陷部（**图1c**，红色区域）可以观察到不清晰的表面结构，微血管结构（vessel pattern）为血管直径和分布不均一，属于日本NBI专家组（the Japan NBI Expert Team, JNET）分类的2B型。

在靛胭脂染色像中，中央的凹陷更加清晰（**图1e**）。在结晶紫染色像中，肛侧的SMT样隆起尽管有略微扩张的表现，但属于Ⅰ型腺管开口结构（pit pattern）（**图1f**），在中央的凹陷部可以观察到腺管开口（pit）的边缘不规则/狭小化和间质区（stromal area）的染色性降低，为V_I型高度不规则腺管开口结构（**图1g**）。另外，在NBI观察中，口侧隆起的一部分（**图1c**，黄色区域）为V_I型轻度不规则腺管开口结构。

EUS表现

在超声内镜检查（endoscopic ultrasonography, EUS）中，扫查病变为低回声病变浸润至黏膜下层，诊断为SM浸润癌，但没有一直浸润到肌层，诊断为病变被局限在黏膜下层的最深层（**图1h**）。

内镜诊断和治疗方式

根据上述表现，口侧隆起的表面微结构规则的（regular）部位诊断为腺瘤，不规则的（irregular）部位诊断为黏膜内癌，中央凹陷部诊断为SM浸润癌。肛侧的SMT样隆起作为在SM浸润癌周围产生的反应性隆起，其高度明显偏高，被认为可能是由黏膜下层存在的组织向上推举所致的。根据内镜表现诊断为cT1b癌（未浸润至SM最深层），虽然拟采取外科手术的方式治疗，但由于患者拒绝接受外科手术，所以以切除活检为目的而施行了内镜黏膜下剥离

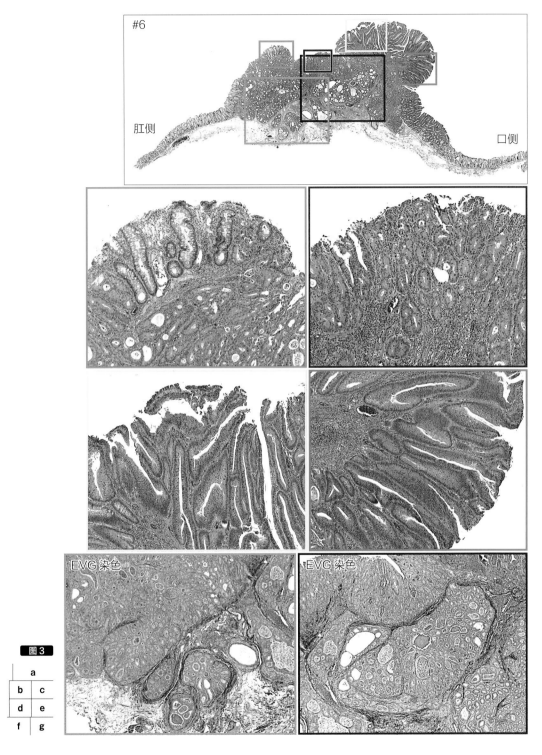

图3

	a	
b		c
d		e
f		g

术（endoscopic submucosal dissection, ESD）。在内镜精查的 26 天后施行了 ESD，治疗中未见黏膜下明显肿瘤浸润表现和纤维化，可整块切除。

切除标本

切除标本为 30 mm × 25 mm，肿瘤大小为 15 mm × 10 mm。在包括病变口侧的隆起和中央的凹陷部以及肛侧的 SMT 隆起的线上进行切

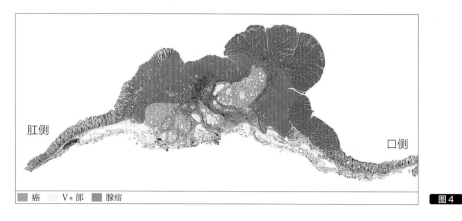

肛侧
肛侧　口侧

癌　V+部　腺瘤　图4

desmin 染色

SM 4,000μm

肛侧　口侧

图5

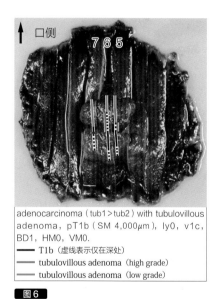

口侧

765

adenocarcinoma（tub1>tub2）with tubulovillous adenoma, pT1b（SM 4,000μm）, ly0, v1c, BD1, HM0, VM0.

— T1b（虚线表示仅在深处）
— tubulovillous adenoma（high grade）
— tubulovillous adenoma（low grade）

图6

割，对开样地制作切片 5 和切片 6（图 2a、b）。另外，使用数码相机（Tough TG-5，Olympus 公司制造）代替实体显微镜进行摄影，制作了虚拟线（图 2c）。

组织病理学表现

在切片 6（图 3）上，病变肛侧的 SMT 样隆起的表层被正常黏膜所覆盖，而存在于深部的癌将黏膜向上方推举，呈 SMT 样隆起形态，也见有部分逆喷射样的表现（图 3b）。在中央的凹陷处见有大小不同的类圆形 ~ 不规则形腺管和筛状胞巢状的腺管增生，见有高分化型管状腺癌（tub1 > tub2）露出于表层的表现（图 3c）。病变口侧的隆起为管状绒毛状腺瘤（tubulovillous adenoma），接近于凹陷的部位为高度异型（high grade）（图 3d），口侧部位为低度异型（low grade）（图 3e）。通过 EVG 染色（Elastica van Gieson stain），在病变的深部见有高度的静脉浸润（图 3f、g），在制作切片 6 的标测图时，癌瘤从黏膜内病变向黏膜下浸润，以在黏膜下的增殖为主，其主体呈静脉浸润表现（图 4）。病变肛侧的 SMT 样隆起被认为由浸润于黏膜下的癌和明显脉管浸润而形成的癌灶所形成。在 desmin 染色像中，黏膜肌层断裂，浸润距离从表层测定诊断为 SM 4,000 μm（**图5**）。

最终病理诊断为：腺癌伴管状绒毛状腺瘤［adenocarcinoma（tub1 > tub2）with tubulovillous adenoma］，pT1b（SM 4,000 μm），ly0、v1c、BD1、HM0、VM0（**图6**）。另外，追加进行免疫染色后，在癌部见有 CD10 的表达。

追加治疗和术后随访

虽然通过 ESD 局部能够无残留地切除病变，但在向患者说明不仅 SM 浸润深度深，而且有静脉浸润阳性、淋巴结转移风险高的情况后，患者同意了追加外科手术。在 ESD 2 个月后，施行了机器人辅助直肠癌前切除术，结果无局部残留，也未见淋巴结转移。术后 13 个月无复发，生存中。

总结

作为本病变的构成，由于口侧的腺瘤癌变，在中央部癌的恶性程度增加，形成清晰的局部凹陷面的同时向黏膜下浸润。还有，推测由于浸润于静脉内的癌细胞灶采取明显增殖的进展方式，在肛侧形成了 SMT 样隆起。另外，在 NBI 放大观察中，可以观察到表面性状不同的 4 个区域，对病变的定性 / 定量诊断非常有用。施行内镜详细检查和 ESD 之间有时间间隔，虽然无法将在组织病理像中见有的逆喷射表现作为内镜表现捕捉到，但有必要考虑到在脉管浸润严重的结肠癌的情况下，即使是肿瘤直径小的病变有时也呈 SMT 样隆起，有必要进行详细检查。

（2020年1月早期胃癌研讨会病例）

食管 SM 鳞状细胞癌治疗的新进展

平泽大 [1]

关键词　食管癌　历史　内镜治疗　外科切除　化学放射疗法

[1] 仙台厚生病院消化器内科　〒980-0873 仙台市青葉区広瀬町 4-15

食管浅表癌内镜诊断的进展

1868 年，Kussmaul 将黄铜直管以街头艺人吞刀的体位插入食管，这被认为是首次对人体食管的观察。虽然 20 世纪初开始开发硬性内镜，但当时还没有达到能够通过内镜诊断食管浅表癌的精度。

从 1960 年左右开始，软性的纤维食管镜被开发出来。在此之前，食管 SM 癌的诊断主要通过 X 线造影检查进行，以伴有凹凸不规则和 2 mm 以上的隆起为依据诊断为 SM 癌。但由于这些是细微的变化，X 线造影对筛查几乎没有帮助。另一方面，软性内镜的功能迅速提高。1965 年，奥林巴斯光学的町田工厂制造出了具有角度旋转装置和钳孔以及送水、送气按钮的纤维食管镜，其功能基本与现在的内镜结构相同，而且还可以从钳孔通过处置器具进行治疗。通过纤维内镜比照 X 线造影表现可以诊断 SM 癌，但因为黏膜内癌平坦且缺乏颜色变化，因此发现病变极为困难。

在 20 世纪 70 年代，开发出了以碘和甲苯胺蓝为代表的食管浅表癌色素内镜检查技术。尤其是通过碘染色能够发现平坦的食管癌。不过，纤维内镜被用于筛查的机会很少，当时被发现的食管癌大部分是伴有严重狭窄症状的晚期癌。

在 20 世纪 80 年代，配备电荷耦合元件（charge coupled device，CCD）的视频内镜问世，可将光信息转变为视频信号显示在显示器上，可以使多个医务人员共享同一影像。内镜直径也被缩小到 10 mm 左右，从那时开始，通过内镜的上消化道的筛查开始普及，食管浅表癌的发现也变得多起来。

到了 21 世纪，放大内镜开始上市销售，画质进一步提高，实现了高清化。在食管浅表癌的诊断中，病变发现诊断一般通过常规白光观察或碘染色色素内镜观察进行，浸润深度诊断一般通过常规白光观察评估病型和病变的厚度、硬度，通过放大内镜观察评估血管的形态，在超声内镜检查（endoscopic ultrasonography，EUS）中以层次结构的变化为依据进行评估。但是，由于白光放大内镜观察的食管血管的评估不够清晰，通过 EUS 进行详细检查也很烦琐，所以这些诊断方法仅在部分拥有先进临床设备的医院中得以实施，并未得到普及。

2006 年，开发出了作为窄带光观察的窄带成像（narrow band imaging，NBI）技术，可以在清晰的图像基础上通过放大内镜进行血管评估。另外，在 NBI 常规观察中，食管癌表现为茶色区域（brownish area）可辨识性从而提高，提高了筛查的准确性。在这样的背景下，NBI 观察得到了广泛普及。

2011 年，日本食管学会提出通过放大内镜观察的食管鳞状细胞癌（squamous cell

carcinoma, SCC）分类，目前放大内镜观察已成为食管浅表癌浸润深度诊断的主流技术。而且，随着仪器的不断进步，通过放大功能的提高，利用细胞内镜（endocytoscopy）进行细胞水平的观察已经能够在生物体内进行。光源也从卤素灯发展到现在的激光和LED，画质也从高清开始进步到4K。

食管浅表癌内镜治疗的进展

1966年，在日本报道了关于早期食管癌的治疗。当时黏膜内癌也被施行了外科切除。

在1990年前后，开发出了内镜下黏膜切除术（endoscopic mucosal resection, EMR），与对胃癌的切片活检（strip biopsy）法相同的手技也被应用于食管癌。不久后，作为适合食管解剖条件的切除法，开发出了内镜下食管黏膜切除（endoscopic esophageal mucosal resection, EEMR）-tube法和在内镜前端安装透明帽的EMR透明帽切除法（EMR with acape-fitted panendoscope, EMRC）。EMR使得食管黏膜癌的根治性和食管保留得以实现。另一方面，发现SM癌高概率伴有转移，通过外科切除有望获得良好的预后。随着色素内镜检查的筛查精度的提高，食管浅表癌病例的发现率增高，EMR得到了广泛普及。

在2000年前后，开发出了内镜黏膜下剥离术（endoscopic submucosal dissection, ESD）。ESD能够正确地切除目标范围，而且由于没有EMR时对病变进行固定和吸引等操作，所以能够制作出无挫伤的漂亮的切除标本。因此，可以进行详细的组织病理学评估，使病变的残留复发锐减。虽然需要烦琐操作的ESD存在偶发性并发症比例高的问题，但随着2008年被纳入保险范围，ESD技术在临床现场广泛普及，偶发性并发症的发生率也得到了改善，目前已是内镜治疗的首选。

食管SM鳞状细胞癌治疗的进步和新进展

1990年以前的食管癌的根治性治疗方法只有外科切除。日本从20世纪40年代开始施行开胸开腹食管切除重建术，1966年报道了SM癌的外科切除。但是，当时的术后并发症发生率和手术死亡率较高，长期效果不尽如人意。20世纪70年代，随着麻醉技术和围术期管理的进步，手术效果逐渐改善；20世纪80年代，3个区域淋巴结廓清术成为标准术式；到了20世纪90年代，主要临床机构的手术直接死亡率大多降至3%以下。

虽然在20世纪90年代内镜下黏膜切除术（EMR）被开发出来，但从此前的关于淋巴结转移的数据来看，内镜治疗的对象主要是黏膜内癌。在2002年的食管癌治疗指南中，M3（T1a-MM）及SM1（T1b-SM1）是内镜治疗的相对适应证，是对于"患者不愿外科切除的情况和判断全身状态不适合根治手术、在术前的影像学诊断中无淋巴结转移"病例的治疗方法。顺便说一下，当时的化学放射疗法（chemoradiotherapy, CRT）尚处于临床试验阶段，未被推荐作为标准治疗。

到了21世纪，随着ESD的问世和其手技的成熟，就连Tb-SM2癌也很有可能被整块完全切除。在同一时期，报道了CRT对Stage I食管癌的良好效果。在这样的背景下制定的2007年版食管癌诊断/治疗指南中，T1b-SM1癌同2002年版中的一样被定为内镜治疗的相对适应证，而T1b-SM2癌被定为研究性适应证。关于CRT，对于无远处转移的SM癌，"对不适合手术或不希望手术的病例推荐根治性CRT"。虽然SM癌的标准治疗仍然是外科切除，但这时开始了从开胸手术向内镜下手术和微创治疗的转变。由于ESD技术和内镜诊断水平的提高，以及向微创治疗的转变，对临床N0（clinical N0）的SM1癌和不能完全否定SM2癌的病变，制定了首先施行ESD，在进行病理评估后研究追加治疗方案这一策略（strategy），安排了对认为有可能内镜治疗的 cT1bN0 病例的内镜治疗 +CRT 的临床研究（JCOG0508）。

在 2017 年的最新食管癌诊疗指南中，对食管 SM 癌的治疗方法与 2007 年版相比未见太大差异。在这种情况下，在本书中也展示了 JCOG0508 的结果。详细内容请仔细阅读三梨医生的论文，显示主要观察项目 3 年生存率为 90.7% 的良好效果。

基于以上结果，提示了内镜治疗对 T1b-SM2 癌的适应证扩展的可能性，微创治疗已成为时代的潮流。同时，随着 CRT 多通道照射和强度调制旋转照射等最新设备的开发，最成问题的放射性损伤的发生率在降低。在外科治疗方面，不仅是胸腔镜手术，还诞生了纵隔镜手术和机器人手术等新技术。从历史上看，癌的诊断、治疗随着最新仪器的出现而发生了戏剧性的变化，而熟练使用这些技术并使之普及，无疑是前辈们不懈努力的结果。

在本书序中，我们回顾了食管 SM 癌诊疗的历史，希望通过本书能让大家了解食管 SM 癌诊断 / 治疗的现状，并思考应该如何更好地进行食管 SM 癌的诊疗。

参考文献

[1] 吉田操, 門馬久美子, 出江洋介. 食道癌診療の歴史と展望. 日臨 69（増刊6）:9-16, 2011.
[2] Toriie S, Akasaka Y, Yamaguchi K, et al. New trial for endoscopical observation of esophagus by dye spraying method. GEN 30:159-165, 1976.
[3] Muto M, Minashi K, Yano T, et al. Early detection of superficial squamous cell carcinoma in the head and neck region and esophagus by narrow band imaging：a multicenter randomized controlled trial. J Clin Oncol 28:1566-1572, 2010.
[4] Oyama T, Inoue H, Arima M, et al. Prediction of the invasion depth of superficial squamous cell carcinoma based on microvessel morphology：magnifying endoscopic classification of the Japan Esophageal Society. Esophagus 14:105-112, 2017.
[5] 山形敞一, 石川誠, 大柴三郎, 他. 主として細胞診によって診断された早期食道癌の1例. 胃と腸 1:259-266, 1966.
[6] 中山恒明, 羽生富士夫, 岩塚迪雄, 他. 食道早期癌の1例. 外科診療 8:1224-1226, 1966.
[7] 門馬久美子, 榊信広, 吉田操. 食道粘膜癌の内視鏡的治療—内視鏡的粘膜切除術(mucosectomy)を中心に. 消内視鏡 2:501-506, 1990.
[8] 幕内康博, 町村貴郎, 水谷郷一, 他. 早期食道癌に対する内視鏡的粘膜切除術—EEMR-tube法の実際. 胃と腸 28:153-159, 1993.
[9] 井上晴洋, 遠藤光夫, 竹下公矢, 他. 透明プラスチックキャップを用いた内視鏡的食道粘膜切除術(EMRC). Gastroenterol Endosc 34:2378-2390, 1992.
[10] 日本食道疾患研究会(編). 食道癌治療ガイドライン2002年12月版. 金原出版, 2002.
[11] Kato H, Sato A, Fukuda H, et al. A phase II trial of chemoradiotherapy for stage I esophageal squamous cell carcinoma：Japan Clinical Oncology Group Study (JCOG9708). Jpn J Clin Oncol 39:638-643, 2009.
[12] 日本食道学会(編). 食道癌診断·治療ガイドライン2007年4月版. 金原出版, 2007.
[13] 日本食道学会(編). 食道癌診療ガイドライン2017年版. 金原出版, 2017.

对食管 SM 癌的恶性程度评估有用的病理学因素

——以肿瘤出芽（tumor budding）作为淋巴结转移预测因素的有用性为中心

根本 哲生[1]

渕之上 和弘[2]

岛田 英昭[3, 4]

涩谷 和俊[5]

小原 淳[1]

本间 真由美

龟山 香织

摘要●对于食管SM鳞状细胞癌，包括淋巴结转移预测在内的恶性程度的组织病理学评估是很重要的。迄今为止，作为病理学方面的淋巴结转移预测因素，已提出有浸润深度、脉管浸润、细胞异型、分化度、微小癌巢形成等。其中，微小癌巢形成也被称为肿瘤出芽（tumor budding），并就其重要性和评估方法已经达成了共识。此次，笔者等在阐明肿瘤出芽作为食管浅表癌淋巴结转移预测因素的有用性的同时，也阐明了适当的截断值（cutoff value）以及上皮细胞免疫染色的可用性。最后概述了可能用于确定食管鳞状细胞癌治疗方案的分子病理学的异常变化。

关键词 食管 T1b-SM 鳞状细胞癌 肿瘤出芽 免疫染色

[1] 昭和大学横浜市北部病院临床病理诊断科
〒224-8503 横浜市都筑区茅ケ崎中央 35-1　E-mail：t.nemoto@med.showa-u.ac.jp
[2] 東邦大学医療センター大森病院消化器内科
[3] 東邦大学大学院腫瘍学講座
[4] 東邦大学医療センター大森病院消化器外科
[5] 東邦大学医学部病院病理学講座

前言

作为现今的 T1b-SM 食管癌的治疗方法，在食管癌诊疗指南 2017 年版中推荐采用手术或化学放射疗法（chemoradiotherapy，CRT）。另一方面，对于 cT1b-SM、临床病期 I 期的食管鳞状细胞癌，通过 JOCG0508 试验得到了以下结论：采取先施行内镜切除，基于组织病理学结果进行追加治疗（随访观察、预防性 CRT、根治性 CRT）的治疗策略，可以得到与外科切除及 CRT 同等程度的生存效果。

从病理的角度来看，认为后一种内镜治疗先行的治疗策略更为理想。为什么这么说呢？

这是因为在 CRT 前对病变的整体情况进行正确的组织病理学评估是非常重要的。通过内镜检查进行的浸润深度诊断有局限性，而且诊断者的水平各不相同。由于在浸润深度过深读数误诊的情况下会造成过度治疗（overtreatment），因此需要验证病变的内镜诊断（病变范围、组织型、浸润深度）。如果没有反馈病理诊断、重新审视内镜诊断的过程，诊断能力也无法提高。另外，在从病变表层取材的活检中，如果不能把握病变组织的全貌，只在深部存在神经内分泌成分的情况下，也有可能会错失对确定治疗方案和预后预测有用的重要信息。为了应对正在普及的癌基因组医疗用多基因芯片

（Multi-Gene Panel）测序筛查，希望能够确保超过活检片大小的标本。

在 JOCG0508 试验中，作为与追加预防性 CRT 后复发病例相关的因素，有静脉浸润阳性 pSM2 且脉管浸润阳性等，为了贯彻内镜治疗先行的治疗策略，进行适当的组织病理学评估是必要条件。为了套用诊疗指南的公式，正确评估所需的浸润深度、脉管（淋巴管/静脉）浸润、切缘的状态是最基本的，再加上有多篇文献报道，用肿瘤出芽（tumor budding）或者滴状浸润（droplet infiltration）等术语来表示的由单个或少数肿瘤细胞组成的小癌巢的浸润性增殖也是预测淋巴结转移的因素。

本文首先回顾了以往以食管浅表癌为对象的包括淋巴结转移预测因素在内的恶性程度评估因素的研究。其中，就反复被指出的肿瘤出芽和滴状浸润的意义，根据笔者最近的研究进行分析。此外，作为对未来的展望，概述了可能用于恶性程度预测 / 预后预测的分子病理学因素。

关于食管浅表癌恶性程度评估的以往的研究——以淋巴结转移预测因素的研究为中心

关于食管浅表癌的治疗方针和作为其根据的组织病理学表现，以往进行了很多的研究。真能等在 2002 年以 LPM ~ SM2 的食管鳞状细胞癌为对象进行了研究，提取出淋巴结转移阳性病例的组织病理学表现的特征。浸润深度为 LPM、MM 的病例无淋巴结转移，在 SM1 及 SM2 病例中见有淋巴结转移。脉管浸润阴性病例的淋巴结转移率为 4.4%，而脉管浸润阳性病例的淋巴结转移率为 38.5%。另外，在进行该研究的时候，淋巴管上皮抗体 D2-40 染色尚未普及，用常规染色（HE 染色及弹性纤维染色）不能区分静脉和淋巴管作为脉管浸润进行评估。在该研究中虽然可以观察到肿瘤细胞的异型度（高度异型 / 低度异型）与有无脉管浸润之间存在明显的相关性，但异型度分类的具

体标准尚不明确。另外，在把从上皮内病变向间质分离的癌巢（不管构成的细胞数多少）作为"出芽"，与细胞异型合起来研究与淋巴结转移之间的相关性时，淋巴结转移阳性的 6 例全部是"高度异型且出芽阳性"，无淋巴结转移的 30 例中有 23 例不是"高度异型且出芽阳性"。

笔者等在 2006 年利用 95 例 pT1a-MM 及 pT1b-SM 癌病例，研究了淋巴结转移的发生率以及与淋巴结转移相关的组织病理学表现。在该研究中，各浸润深度的淋巴结转移的发生率分别为 MM 6.3%、SM1 20%、SM2 35.3%、SM3 65.7%，脉管浸润阳性率依次为 43.1%、70.0%、91.2%、94.3%。另外，作为在伴有淋巴结转移的 MM 及 SM1 病例中共同见有的表现，提取出了脉管（特别是淋巴管）浸润表现和小型浸润癌巢。该研究虽然以小于 20 个癌细胞的病变作为小型浸润癌巢进行研究，但在微小癌巢的存在和脉管浸润的有无之间见有明显的相关性。另外，当以核的大小不同、形态的不规则、核小体的存在为指标将细胞异型分为高度 / 低度异型（high/low grade）时，发现在显示高度异型性细胞异型的病变有脉管浸润阳性的趋势。另一方面，未发现以角化为指标的分化度与脉管浸润表现之间有相关性。

同一年，藤田等研究了 MM/SM 癌的手术病例 379 例，作为与 SM 癌的淋巴结转移明显相关的因素，通过单变量分析列举出有淋巴管浸润、浸润深度、肿瘤直径、肉眼分型、出芽（未具体定义癌巢的组成和个数等）的有无、浸润于黏膜下层部分的大小以及基质溶解因子（matrilysin）即基质金属蛋白酶 -7（matrix metallo-proteinase-7，MMP-7）的表达；在多变量分析中，淋巴管浸润、浸润深度、浸润于黏膜下部分的大小、基质溶解因子的表达与淋巴结转移之间有相关性。另外，在这篇论文中，还提到了 D2-40 染色对淋巴管浸润检查的有用性。从这时开始，很多研究机构开始引入 D2-40 免疫染色。

江头等研究了作为食管鳞状细胞癌淋巴结转移预测因素有用的微小癌巢的大小。作为淋巴结转移预测因素，对游离癌巢滴状浸润的长径、构成细胞数、与主病灶之间的距离进行了研究，认为长径 ≤ 20 μm、构成细胞数 ≤ 4 个、浸润距离 ≥ 200 μm 与淋巴结转移之间有相关性。该研究虽然是以 MM 癌为对象，而不是 SM癌，但根据该结果，食管鳞状细胞癌也与结肠癌一样，将评估的微小癌巢定义在 4 个以下（少于 5 个）是妥当的。

2013 年，八尾等以"恶性程度高的食管浅表癌"为对象，研究了组织病理学因素与淋巴结转移之间的相关性，以及与淋巴结转移个数、病期（TNM）之间的相关性。根据该报道，研究了 MM 癌及 SM 癌 64 例，作为淋巴结转移危险因素提取出了以下 4 个因素：①癌巢分化（癌巢中的有棘细胞分化）；②不规则癌巢（癌巢的边缘凹凸不齐）；③出芽（癌细胞少于 5 个的癌巢在 20 倍 1 个视野中有 5 个以上）；④见有淋巴管浸润。

同样在 2013 年，陆续发表了 T1 食管鳞状细胞癌的肿瘤出芽与淋巴结转移和 3 年生存率相关的论文。肿瘤出芽的定义均为少于 5 个癌细胞，前者将在 20 倍视野中出芽少于 5 个的分类为低度异型，5 个以上的分类为高度异型；后者将在 20 倍视野中出芽多于 3 个的分类为常见组（frequent），少于 3 个的分类为罕见组（rare group），分别比较有无转移和生存率。

笔者等最近对肿瘤出芽的研究

直觉上让人联想到恶性的组织病理学表现——微小癌巢的浸润性增殖，在结肠癌被称为肿瘤出芽（tumor budding），在最近这 20 年间其作为结肠癌预后不良因素的重要性被广泛认识。关于其评估方法，近年来把单个肿瘤细胞或肿瘤细胞少于 5 个的癌巢作为肿瘤出芽这一在结肠癌中的定义适用于其他消化系统癌中正在获得共识，在食管鳞状细胞癌中也一样。

但是，为了将其用作淋巴结转移预测因素，

合适的肿瘤出芽的截断值在作为腺癌的结肠腺癌和食管鳞状细胞癌之间可能不同，有必要进行研究。

笔者等以食管鳞状细胞癌浅表性癌（从 T1a-EP 到 T1b-SM2）为对象，就微小癌巢形成（budding）是否能作为淋巴结转移预测因素、截断值是多少以及对微小癌巢的鉴定施加免疫染色的意义进行了研究，在此加以介绍。

1. 对象和方法

1）患者

以 2004—2018 年，在东邦大学医疗中心大森医院施行了包括淋巴结清扫在内的食管切除的食管鳞状细胞癌浅表癌病例 50 例（男性 40 例：女性 10 例，平均年龄 67 岁，年龄分布 49 ~ 85 岁）为对象。其中 2 例先行施行了内镜切除。

按浸润深度类别，pT1a-EP 1 例、pT1a-LPM 5 例、pT1a-MM 11 例、pT1b-SM 33 例，根据食管癌处置规则，自黏膜肌层下缘的浸润距离 ≤ 200 μm 的为 SM1，> 200 μm 的为 SM2，分别是 5 例和 28 例。该研究已被东邦大学医学部伦理委员会批准（批准编号 M18015）。

2）组织病理学和免疫组织化学分析

切除标本全部用 10% 中性缓冲福尔马林固定，对于外科切除病例将病变部以 5 ~ 6 mm间隔切开，内镜切除标本以 2 ~ 3 mm 间隔切开。用石蜡包埋组织制作 3 μm 的薄切片，施行了 HE 染色。将 D2-40 免疫染色（D2-40 Nichirei 公司产品，稀释比例 1：2）标本和 EVG（Elastia-van Gieson）染色标本分别用于淋巴管和静脉的鉴别。

在此次研究中，仿照大肠腺癌的先行研究，将"由存在于浸润前端部的单个癌细胞或少于 5 个癌细胞构成的癌巢"定义为肿瘤出芽。在低倍放大像中选择肿瘤出芽出现率最高的区域，使用在病理诊断中应用最广的视野数 22、倍率 10 倍的目镜，计数与 20 倍物镜组合时 1 视野（0.95 mm^2）内的肿瘤出芽的数量。

在观察肿瘤出芽时，为了使上皮细胞清晰，制备采用细胞角蛋白（cytokeratin, CK）5/6（D5/6 B4 稀释比例为 1∶100，DAKO 公司产品）的免疫染色标本，并与 HE 染色标本的计数进行了比较。

免疫组织化学染色是使用 BenchMark ULTRA 或 BenchMark XT（Ventana Medical Systems 公司产品）自动染色装置进行的。

3）统计学处理

临床病理学因素与淋巴结转移之间的相关性分析采用 Mann–Whitney U 检验或 Fisher's 精确概率检验。在研究肿瘤出芽的截断值时，使用了受试者工作特征曲线（receiver operating characteristic curves, ROC 曲线）。

2.结果

1）临床病理学因素和淋巴结转移

临床病理学因素与淋巴结转移的相关性如**表 1** 所示。见有与肿瘤直径（$P = 0.062$）、浸润深度（$P = 0.107$）及淋巴管浸润表现（$P = 0.140$）相关的趋势，但未见显著性差异。浸润深度 T1a-EP、T1a-LPM 的病例无淋巴结转移；深于 T1a-MM 的病例，随着浸润深度加深有淋巴结转移阳性率增加的趋势，但无显著性差异。淋巴管浸润表现、静脉浸润表现以及将淋巴管浸润和静脉浸润合在一起的脉管浸润的灵敏度和特异性如**表 2** 所示。

2）肿瘤出芽

T1b-SM2 食管鳞状细胞癌的 HE 染色结果和细胞角蛋白（cytokeratin, CK）5/6 免疫染色结果如**图 1** 所示。在浸润前端部与癌巢同时存

表1 患者的临床病理学背景因素与淋巴结转移之间的关系

风险因素	淋巴结转移		P值
	阳性（n=9）	阴性（n=41）	
年龄（岁）			
中位数（范围）	67（61~79）	66（49~85）	
＞67	4	20	1.000
≤67	5	21	
性别			
男性	8	32	0.665
女性	1	9	
肿瘤直径（mm）			
中位数（范围）	42（25~80）	25（9~170）	
＞30	7	16	0.062
≤30	2	25	
浸润深度			
T1a-EP	0	1	0.107
T1a-LPM	0	5	
T1a-MM	1	10	
T1b-SM1	1	4	
T1b-SM2	7	21	
脉管浸润			
阳性	6	26	1.000
阴性	3	15	
淋巴管浸润			
阳性	6	15	0.140
阴性	3	26	
静脉浸润			
阳性	4	19	1.000
阴性	5	22	

〔转载自 "Fuchinoue K, et al. Immunohistochemical analysis of tumor budding as predictor of lymph node metastasis from superficial esophageal squamous cell carcinoma. Esophagus 17: 168–174, 2020, Table 1"，部分修改〕

表2 脉管浸润与淋巴结转移之间的关系

	灵敏度（%）	特异性（%）	PPV（%）	NPV（%）	P值
脉管浸润	66.7	36.6	18.8	83.3	1.000
淋巴管浸润	66.7	63.4	28.6	89.7	0.140
静脉浸润	44.4	53.7	17.4	81.5	1.000

PPV: positive predictive value，阳性预测值；NPV: negative predictive value，阴性预测值。
〔转载自 "Fuchinoue K, et al. Immunohistochemical analysis of tumor budding as predictor of lymphnode metastasis from superficial esophageal squamous cell carcinoma. Esophagus 17: 168–174, 2020, Table 2"，部分修改〕

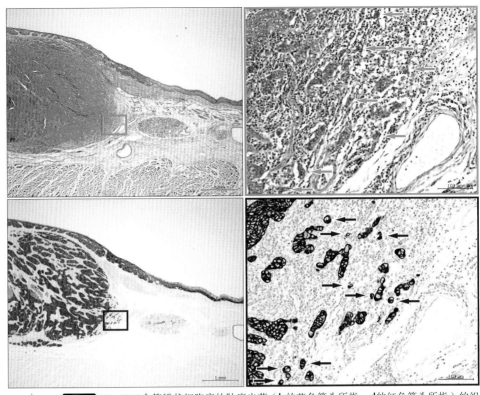

图1 T1b-SM2食管鳞状细胞癌的肿瘤出芽（**b**的蓝色箭头所指；**d**的红色箭头所指）的组织病理像
a HE染色像。
b a的蓝框部放大像。
c CK5/6免疫染色像。
d c的红框部放大像。
〔转载自 "Fuchinoue K, et al. Immunohistochemical analysis of tumor budding as predictor of lymph node metastasis from superficial esophageal squamous cell carcinoma. Esophagus 17: 168–174, 2020，Fig.1"，部分修改〕

在大量的炎性细胞和组织细胞，通过HE染色标本（**图1a、b**）很难鉴别癌细胞。另一方面，在辨识上皮细胞的CK5/6免疫染色像（**图1c、d**）中，上皮细胞被染成褐色，被埋没在炎性细胞中的癌细胞可以很容易被辨识。

通过HE染色和CK5/6免疫染色被鉴别的肿瘤出芽的个数如**图2**所示。在采用HE染色标本的评估中，41例淋巴结转移阴性病例的肿瘤出芽平均为1个（范围0~25个），而9例淋巴结转移阳性病例的肿瘤出芽平均为6个（范围1~12个）。当根据ROC曲线计算用于淋巴结转移预测的"高度肿瘤出芽（high-grade tumor budding）"的截断值时，结果为2（**图2b**）。另一方面，在采用免疫染色标本评估时，在无淋巴结转移病例的肿瘤出芽数平均为3个（范围0~46个），在淋巴结转移组平均为14个（范围11~35个）（**图2c**）。根据ROC曲线求出的免疫染色标本的高截断值为11（**图2d**）。HE染色的灵敏度和特异性分别为88.9%和65.9%，截断值为2时的高度肿瘤出芽与淋巴结转移明显相关（$P = 0.007$）。另一方面，在采用免疫染色标本时，灵敏度和特异性分别为100%和73.2%，也与淋巴结转移明显相关（$P < 0.001$）（**表3**）。

图3是用Venn图表示通过HE染色和免疫染色发现的高度肿瘤出芽与淋巴结转移之间

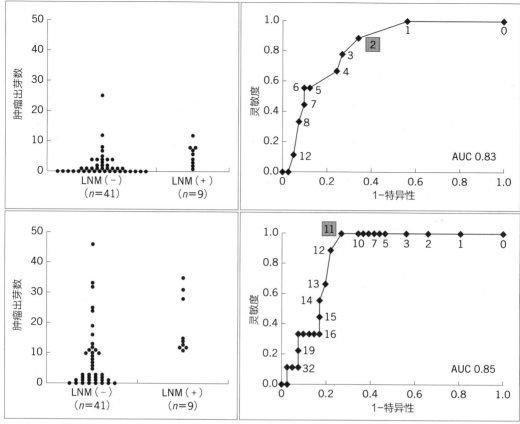

a	b
c	d

图2 HE染色（a）和CK5/6免疫染色（c）中相对于各病例的肿瘤出芽（tumor budding）数/HPF和淋巴结转移的肿瘤出芽数的ROC曲线（b: HE染色；d: CK5/6免疫染色）

LNM: lymph node metastasis，淋巴结转移；AUC: area under curve，曲线下面积。

〔转载自 "Fuchinoue K, et al. Immunohistochemical analysis of tumor budding as predictor of lymph node metastasis from superficial esophageal squamous cell carcinoma. Esophagus 17: 168–174, 2020，Fig.2"，部分修改〕

表3 肿瘤出芽与淋巴结转移之间的关系

肿瘤出芽	淋巴结转移		灵敏度（%）	特异性（%）	PPV（%）	NPV（%）	P值
	阳性	阴性					
HE染色							
高度（≥2）	8	14	88.9	65.9	36.4	96.4	0.007
低度（<2）	1	27					
CK5/6免疫染色							
高度（≥11）	9	11	100	73.2	45.0	100	<0.001
低度（<11）	0	30					

PPV：positive predictive value，阳性预测值；NPV：negative predictive value，阴性预测值。

〔转载自 "Fuchinoue K, et al. Immunohistochemical analysis of tumor budding as predictor of lymph node metastasis from superficial esophageal squamous cell carcinoma. Esophagus 17: 168–174, 2020，Table 3"，部分修改〕

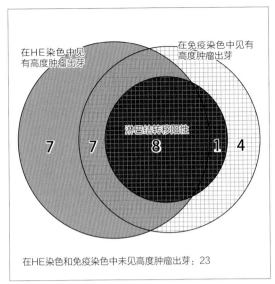

在HE染色中见
有高度肿瘤出芽

在免疫染色中见有
高度肿瘤出芽

淋巴结转移阳性

7　7　8　1　4

在HE染色和免疫染色中未见高度肿瘤出芽：23

图3 对于pT1a-EP～pT1b-SM2食管鳞状细胞癌通过HE染色和免疫染色评估高度肿瘤出芽和淋巴结转移之间的关系
〔转载自"Fuchinoue K, et al. Immunohistochemical analysis of tumor budding as predictor of lymph node metastasis from superficial esophageal squamous cell carcinoma. Esophagus 17: 168-174, 2020, Fig.3"，部分修改〕

的相关性。在HE染色中有1例假阴性，而在免疫染色中无假阴性病例。

3）pT1a-MM和pT1b-SM1病例的组织病理学表现与淋巴结转移之间的关系

以大家所争论的在内镜切除病例中有无追加手术切除必要性的pT1a-MM和pT1b-SM1病例为重点，探讨了包括肿瘤出芽在内的组织病理学表现与淋巴结转移之间的关系（**表4**）。淋巴结转移阳性病例（2例）无论是HE染色还是免疫染色全部为高度肿瘤出芽。另外，在淋巴结转移阳性病例中未发现淋巴管浸润和静脉浸润。对于MM/SM1病例，采用免疫染色的高度肿瘤出芽的淋巴结转移预测能力灵敏度为100%，特异性为85.7%。

3. 讨论

本研究表明，肿瘤出芽即便在食管鳞状细胞癌浅表癌中也是与淋巴结转移明显相关的组织病理学因素。作为淋巴结转移可能性高的高

表4 pT1a-MM/pT1b-SM1食管癌的淋巴结转移与组织病理学因素之间的关系

肿瘤出芽	淋巴结转移		灵敏度（%）	特异性（%）	PPV（%）	NPV（%）	P值
	阳性	阴性					
HE染色							
高度（≥2）	2	5	100	64.3	28.6	100	0.175
低度（<2）	0	9					
免疫染色							
高度（≥11）	2	2	100	85.7	50.0	100	0.050
低度（<11）	0	12					
脉管浸润							
阳性	0	9	0	35.7	0	71.4	0.175
阴性	2	5					
淋巴管浸润							
阳性	0	7	0	50.0	0	77.8	0.475
阴性	2	7					
静脉浸润							
阳性	0	5	0	64.3	0	81.8	1.000
阴性	2	9					

PPV：positive predictive value，阳性预测值；NPV：negative predictive value，阴性预测值。
〔转载自"Fuchinoue K, et al. Immunohistochemical analysis of tumor budding as predictor of lymph node metastasis from superficial esophageal squamous cell carcinoma. Esophagus 17: 168-174, 2020，Table 4"，部分修改〕

度（high-grade）的截断值，在 HE 染色标本中为 2，在 CK5/6 免疫染色中为 11，灵敏度和特异性均为免疫染色略高。

"肿瘤出芽作为食管鳞状细胞癌浅表癌的淋巴结转移预测因素是有用的"这一研究结果与以往的研究也一致。另一方面，在以往的许多研究中，在管壁浸润深度和脉管浸润表现与淋巴结转移之间的关系方面未见明显的相关性。作为其原因，考虑是由于本研究是以伴淋巴结清扫的外科切除标本为对象，因此 pT1a 病例特别少；另外，9 例淋巴结转移阳性病例中有 3 例未能在组织病理学上阐明淋巴管浸润的病例。另一方面，这一事实也显示了以一定的间隔对组织的一部分进行取样的组织病理学评估的局限性。即使在制成的标本剖面上不能鉴定出脉管浸润，也不能否定在未制成标本的部分发生脉管浸润的可能性。也就是说，组织病理学上的 ly0、v0 不能保证其病变没有脉管浸润。如果这样考虑的话，就需要补充完全脉管浸润的淋巴结转移预测因素，肿瘤出芽作为脉管浸润的淋巴结转移预测因素是有用的，笔者认为这是重要的见解。

作为高度肿瘤出芽的截断值，与 HE 染色标本相比免疫染色标本的数值更大，这是因为免疫染色更容易辨识微小的上皮细胞团块，在以结肠癌为对象的类似研究中也被指出有同样的趋势。免疫染色的灵敏度、特异性都更高，而且从组织细胞和成纤维细胞的混合中可以容易地辨识癌细胞，病理诊断时的负担被大幅减轻，因此笔者认为肿瘤出芽的评估最好采用免疫染色。虽然今后还需要进一步研究，但采用免疫染色有可能诊断者之间的一致率更高。另外，笔者认为也易于适应采用图像分析软件的自动化计数。但是，免疫染色比较麻烦，费用也比较高，很难在所有临床机构对所有病例进行染色。最需要进行肿瘤出芽评估的情况是内镜切除病例，在需要判断是否采取追加治疗方针的关键情况下，特别是在 pT1a-MM、pT1b-SM1 病例无法鉴定脉管浸润的情况下应该考虑

免疫染色。在从浸润深度和明显的脉管浸润表现可以根据指南确定治疗方针的情况下，作为实际临床，肿瘤出芽的评估或许不是必需的。

本研究以单一机构的较少病例为对象，未能通过多变量分析来研究肿瘤出芽是否是独立的淋巴结转移预测因素。

包括本次的截断值的恰当性等在内，笔者认为今后有必要进行多中心协作研究。

食管鳞状细胞癌的分子病理学异常变化

最后，笔者想介绍一下有可能被用于确定食管鳞状细胞癌治疗方案的分子生物学知识。

2011 年，Hanahan 和 Weinberg 发表了综述文章 *Hallmarks of Cancer：the next generation*，将癌细胞获得的特性（hallmark）分为 10 个项目进行了整理。以下，按照这些项目极简单地叙述食管鳞状细胞癌的知识。另外，并不能说在此介绍的基因突变在现阶段均作为食管 SM 癌的恶性程度评估因素得到实际应用。

1. 持续的增殖信号（sustaining proliferative signaling）

虽然人们已经了解包括 HER2 在内的许多表皮生长因子（epidermal growth factor, EGF）受体家族，但是与胃癌或食管胃结合部腺癌不同，对于鳞状细胞癌尚未进行以这些 EGF 受体为靶标的治疗。虽然有很多研究将 EGFR 或 HER2 的表达作为口腔鳞状细胞癌的预后不良标志物，但在食管鳞状细胞癌其意义尚不明确。近年有报道，食管鳞状细胞癌的 HER2 表达率约为 1.5%。

2. 逃避生长抑制（evading growth suppressors）

p53 是与逃避生长抑制相关的代表性基因。*p53* 虽然是在食管鳞状细胞癌中高概率见有基因突变、在免疫染色中见有异常蛋白积聚的分子，但其作为恶性程度评估和预后因素的有用性尚不明确。在近年的 Meta 分析中，有异常蛋白表达作为预后不良因素有用的报道。

3.免疫逃逸（avoiding immune destruction）

免疫逃逸是近年来引起人们关注的免疫检查点分子参与的机制。在以无法切除的晚期食管癌/复发食管癌患者进行第二次治疗后为对象的国际协作Ⅲ期临床试验（KEYNOTE-181试验）中，得到了与化学疗法组相比，人源化抗人PD-1单克隆抗体（帕博利珠单抗，Pembrolizumab）组的总生存期明显延长的结果（最终分析结果），尤其是获得有效性效果的对食管鳞状细胞癌（2次治疗）的适应证预计会被批准（2020年8月）。该药物是一种抑制负性调控T细胞功能的PD-L1及PD-L2与PD-1结合的抗体，对于表达PD-L1的癌细胞和炎性细胞多的病例可以期待其抗肿瘤作用。因此，对食管鳞状细胞癌病例的适应证是通过使用伴随诊断试剂PD-L1 IHC 22C3 pharmDx "Dako"的免疫染色标本的综合阳性评分（combined positive score，CPS；CPS ≥ 10为适应证）来判定的。CPS可以通过以下公式计算得出。

CPS =（PD-L1阳性肿瘤细胞数 + PD-L1阳性免疫细胞数）/ 总肿瘤细胞数 × 100

4.浸润和转移的激活（activating of invasion and metastasis）

肿瘤出芽也属于这个范畴。细胞黏附分子E-cadherin和MMP等基质分解酶的表达、上皮间质转化（epithelial-mesenchymal transition）也可以是恶性程度的指标。

5.炎症的促进（tumor-promoting inflammation）

一般认为，炎性细胞通过细胞因子的产生调控肿瘤的发生和发展；通过改变肿瘤微环境和细胞外基质，还与血管新生和浸润转移能力有关。COX-2虽然是一种通过促进花生四烯酸级联反应而促进炎症的酶，但有报道指出其是食管鳞状细胞癌的预后因素之一。

6.无限复制所致的永生化（enabling replicative immortality）

这是包括端粒的调控在内的范畴。端粒在正常细胞中起到保护染色体的作用。原本端粒在每一次细胞分裂时都会缩短，限制着细胞的固定分裂次数，但在肿瘤细胞中，通过端粒酶的活化，细胞有时具有无限分裂的能力。有很多研究指出，在食管癌中端粒酶活性和端粒长度也与预后、恶性程度有关。

7.诱导血管生成（inducting angiogenesis）

血管新生是癌增殖、进展中不可缺少的现象。在食管鳞状细胞癌的内镜观察中，人们清楚地看到在肿瘤部位血管也以多种多样的模式增生。有一项将高密度微血管（high microvessel density）作为食管癌预后不良因素的Meta分析研究。也有报道称，血管内皮生长因子C（vascular endothelial growth factor-C）的表达与肿瘤出芽呈相关趋势（无显著性差异）。

8.基因组不稳定和突变（genome instability and mutation）

一般认为胃或食管胃结合部的腺癌大多与基因组不稳定性有关，但食管鳞状细胞癌的致癌途径似乎与其不同。在食管癌的全基因组序列分析中，显示*TP53*、*NOTCH*、*WNT*、*EGFR*、*ERBB2*、*ZNF750*等基因的突变率较高。

9.抵抗细胞死亡（resisting cell death）

Bcl-2、Bax、Bak等细胞凋亡相关分子有可能成为预后预测因素，但尚未发现认为其在食管鳞状细胞癌的预后预测上有用的研究。见有若干关于凋亡蛋白抑制剂（inhibitor of apoptosis protein，IAP）的研究。

10.能量代谢的重组（reprogramming energy metabolism）

正常细胞在有氧条件下通过线粒体内的氧化磷酸化产生三磷酸腺苷（adenosine triphosphate，ATP），而大多数癌细胞通过糖酵解产生ATP（Warburg效应）。这种现象被应用于通过葡萄糖摄取成像来定位诊断癌的氟脱氧葡萄糖正电子发射断层造影（fluorodeoxyglucose positron emission tomography，FDG-PET）。虽然有在组织病理学上研究食管鳞状细胞癌的 HIF-1α、GLUT-1 等能量代谢相关分子表达的报道，但尚未被确立为预后因素。

结束语

本文就食管鳞状细胞癌浅表癌，特别是内镜切除标本的病理学检查方面的恶性程度评估因素 / 淋巴结转移预测因素进行了阐述。首先，因为 SM1 或 SM2 的浸润深度诊断和淋巴管 / 静脉浸润的评估非常重要，因此在研究 SM 癌时，除静脉弹性纤维染色外，为了评估黏膜浸润距离而使黏膜肌层染色的 desmin 免疫染色和为了鉴定淋巴管浸润的 D2-40 免疫染色是必需的。另外，在补全脉管浸润表现的意义上，笔者认为由单个或少于 5 个肿瘤细胞构成的肿瘤出芽的评估是有用的。上皮细胞的免疫染色虽然有助于出芽的鉴定，但是是与进行 HE 染色评估时不同的截断值。今后，有必要通过多中心前瞻性研究验证截断值。

另外，关于各种基因突变是否是 SM 癌恶性程度评估的指标，今后还需要进一步的研究。

参考文献

[1] 日本食道学会(編). 食道癌診療ガイドライン2017年版. 金原出版, 2017.
[2] 武藤学(研究代表者). 総括報告書　JCOG0508:「粘膜下層浸潤臨床病期I期(T1N0M0)食道癌に対する内視鏡的粘膜切除術(EMR)と化学放射線併用治療の有効性に関する非ランダム化検証的試験」. http://www.jcog.jp/document/s_0508.pdf(2020年8月12日アクセス).
[3] 真能正幸, 上堂文也, 石黒信吾, 他. 食道m3·sm1癌の臨床病理. 胃と腸 37:11-17, 2002.
[4] 根本哲生, 伊東千城, 堀口慎一郎, 他. 治療成績からみた食道m3·sm癌の治療方針—外科手術例におけるリンパ節転移:病理の立場から. 胃と腸 41:1416-1427, 2006.
[5] 藤田昌宏, 佐藤利宏, 細川正夫, 他. 治療成績からみた食道m3·sm癌の治療方針—外科手術例におけるリンパ節転移と病理像. 胃と腸 41:1407-1415, 2006.
[6] 江頭秀人, 柳澤昭夫, 加藤洋. m3食道癌におけるリンパ節転移予測因子—滴状浸潤(droplet infiltration)の有用性. Gastroenterol Endosc 46:2086-2094, 2004.
[7] Egashira H, Yanagisawa A, Kato Y. Predictive factors for lymph node metastasis in esophageal squamous cell carcinomas contacting or penetrating the muscularis mucosae: the utility of droplet infiltration. Esophagus 3:47-52, 2006.
[8] 八尾隆史, 野村亮介, 梶山美明. 悪性度の高い食道表在癌—臨床病理学的な特徴. 胃と腸 48:1245-1252, 2013.
[9] Nakagawa Y, Ohira M, Kubo N, et al. Tumor budding and E-cadherin Expression are useful predictors of nodal involvement in T1 esophageal squamous cell carcinoma. Anticancer Res 33:5023-5029, 2013.
[10] Teramoto H, Koike M, Tanaka C, et al. Tumor budding as a useful prognostic marker in T1-stage squamous cell carcinoma of the esophagus. J Surg Oncol 108:42-46, 2013.
[11] Berg KB, Schaeffer DF. Tumor budding as a standardized parameter in gastrointestinal carcinomas: more than just the colon. Mod Pathol 31:862-872, 2018.
[12] Fuchinoue K, Nemoto T, Shimada H, et al. Immunohistochemical analysis of tumor budding as predictor of lymph node metastasis from superficial esophageal squamous cell carcinoma. Esophagus 17:168-174, 2020.
[13] Lugli A, Kirsch R, Ajioka Y, et al. Recommendations for reporting tumor budding in colorectal cancer based on the International Tumor Budding Consensus Conference (ITBCC) 2016. Mod Pathol 30:1299-1311, 2017.
[14] Takamatsu M, Kawachi H, Yamamoto N, et al. Immunohistocchemical evaluation of tumor budding for stratifying T1 colorectal cancer: optimal cut-off value and a novel computer-assisted semiautomatic method. Mod Pathol 32:675-683, 2019.
[15] Hanahan D, Weinberg RA. Hallmarks of cancer: the next generation. Cell 144:646-674, 2011.
[16] Sasahara T, Kirita T. Hallmarkes of cancer-related newly prognostic factors of oral squamous cell carcinoma. Int J Mol Sci 19:2413, 2018.
[17] Rong L, Wang B, Guo L, et al. HER2 expression and relevant clinicopathological features in esophageal squamous cell carcinoma in a Chinese population. Diagn Pathol 15:27, 2020.
[18] Wang L, Yu X, Li J, et al. Prognostic significance of p53 expression in patients with esophageal cancer: a meta-analysis. BMC Cancer 16:373, 2016.
[19] Metges J, François E, Shah M, et al. The phase 3 KEYNOTE-181 study: pembrolizumab versus chemotherapy as second-line therapy for advanced esophageal cancer. Ann Oncol 30(Suppl 4):IV130, 2019.
[20] Lin Y, Shen LY, Fu H, et al. P21, COX-2, and E-cadherin are potential prognostic factors for esophageal squamous cell carcinoma. Dis Esophagus 30:1-10, 2017.
[21] Zhang DH, Chen JY, Hong CQ, et al. High-risk human papillomavirus infection associated with telomere elongation in patients with esophageal squamous cell carcinoma with poor prognosis. Cancer 120:2673-2683, 2014.
[22] Rao X, Huang D, Sui X, et al. Overexpression of WRAP53 is associated with development and progression of esophageal squamous cell carcinoma. PLoS One 9:e91670, 2014.
[23] Ma G, Zhang J, Jiang H, et al. Microvessel density as a prognostic factor in esophageal squamous cell cancer patients: A meta-analysis. Medicine (Baltimore) 96:e7600, 2017.
[24] Ilson DH, Hillegersberg R. Management of patients with adenocarcinoma or squamous cancer of the esophagus. Gastroenterology 154:437-451, 2018.
[25] Sawada G, Niida A, Uchi R, et al. Genomic landscape of esophageal squamous cell carcinoma in a Japanese population. Gastroenterology 150:1171-1182, 2016.
[26] Nemoto T, Kitagawa M, Hasegawa M, et al. Expression of IAP family proteins in esophageal cancer. Exp Mol Pathol 76:253-259, 2004.
[27] de Andrade Barreto E, de Souza Santos PT, Bergmann A, et al.

Alterations in glucose metabolism proteins responsible for the Warburg effect in esophageal squamous cell carcinoma. Exp Mol Pathol　101:66-73, 2016.

Summary

Histopathological Factors for Evaluation of the Malignant Potential of Esophageal T1b-SM Squamous Cell Carcinoma：Tumor Budding as a Predictive Factor of Nodal Metastasis

Tetsuo Nemoto[1], Kazuhiro Fuchinoue[2],
Hideaki Shimada[3], Kazutoshi Shibuya[4],
Jun Ohara[1], Mayumi Homma,
Kaori Kameyama

Histopathological evaluation of malignant potential, including prediction of lymph node metastasis, is important in cases of T1b-SM esophageal squamous cell carcinoma. To date, a number of pathological predictors of lymph node metastasis have been proposed, namely, depth of invasion, vascular invasion, cellular atypia, degree of differentiation, and infiltrating proliferation with small cancer cell cluster formation. Of these putative predictive factors, the formation of small cell clusters, known as "tumor budding", has received considerable attention, with a consensus being reached regarding its predictive importance and standardization of a reliable evaluation approach.

In this study, we show the usefulness of tumor budding as a predictor of lymph node metastasis in superficial esophageal cancer by establishing appropriate threshold values and demonstrating the advantage of immunostaining cancer cells. Further, we outline the potential application of molecular alterations known in esophageal squamous cell carcinoma for the evaluation of malignancy.

[1]Department of Diagnostic Pathology, Showa University Northern Yokohama Hospital, Yokohama, Japan.
[2]Department of Gastroenterology, Toho University Omori Medical Center, Tokyo.
[3]Department of Clinical Oncology, Graduate School of Medicine, Toho University, Tokyo.
[4]Department of Gastrointestinal Surgery, Toho University Omori Medical Center, Tokyo.

食管 SM 癌的术前诊断

松浦 伦子[1]

石原 立

岩上 裕吉

七条 智圣

前川 聪

金坂 卓

山本 幸子

竹内 洋司

东野 晃治

上堂 文也

杉村 启二郎[2]

宫田 博志

矢野 雅彦

北村 昌纪[3]

中塚 伸一

摘要●在确定食管浅表癌的治疗方案时，最大的问题是鉴别属于内镜切除适应证的浸润深度浅于SM1的癌和属于外科切除及化学放射疗法适应证的浸润深度深于SM2的癌。当从本院的病例来看术前诊断及其可信度与组织病理学结果之间的关系时，通过常规观察得到的临床（clinical, c）SM2的正确率为75%，但cSM2在以高可信度（88%）和低可信度（63%）诊断的情况下正确率不同（$P = 0.02$）。同样，通过NBI放大观察得到的cSM2的正确率为74%，但在以高可信度（88%）和低可信度（61%）诊断的情况下cSM2的正确率不同（$P = 0.03$）。通过追加EUS检查正确率略有提高，但无显著性差异。

关键词 食管浅表癌 常规观察 NBI 放大观察 超声内镜检查（EUS） 可信度

[1] 大阪国际がんセンター消化管内科 〒541-8567 大阪市中央区大手前 3 丁目 1-69
    E-mail：ryu1486@gmail.com
[2] 同 消化器外科
[3] 同 病理·细胞诊断科

前言

在确定食管浅表癌的治疗方案时，最大的问题是 T1a-M 癌（以下记作 "T1a"）和 T1b-SM 癌（以下记作 "T1b"）的鉴别，或属于内镜切除适应证的浸润深度浅于 SM1 的癌（以下记作 "SM1 以浅癌"）和属于外科切除和化学放疗法适应证的深于 SM2 的癌（以下记作 "SM2 癌"）的鉴别。被用于其鉴别的方法有：常规内镜检查、窄带成像（narrow band imaging, NBI）放大内镜检查、超声内镜检查（endoscopic ultrasonography, EUS）。常 规 观

察是浸润深度诊断的基本方法，根据病变的凹凸和厚度进行诊断。在通过 NBI 放大观察进行诊断时采用的食管学会分类是以 Inoue、Arima 等的分类为基础制定的，由于其简便而得到广泛普及。另一方面，被列举出其有 B2 血管的诊断精度低，以及作为鉴别 SM1 以浅癌和 SM2 癌的指标的 B3 血管在 SM2 癌诊断上的灵敏度低等问题。EUS 的技术虽然稍显烦琐，但可以将病变深部的变化影像化，可以提供与常规观察和 NBI 放大观察不同的宝贵信息。

此次笔者以本院的数据和过去的报道为基础，分析了在鉴别 SM1 癌和 SM2 癌上的各种检

查方法的效果及特征。在本文中，将组织病理学的（pathological, p）SM1 定义为浅于 SM 200 μm，pSM2 定义为深于 SM 201 μm。

食管癌的浸润深度诊断

在《食管癌诊疗指南（2017 年版）》中，针对 M 和 SM 的鉴别上，提出有"一般推荐超声内镜或放大内镜的详细检查"。但是，由于 M 癌和 SM1 癌的鉴别极其困难，因此在日本大多将 M 癌和 SM1 癌作为同一类别进行分析。也就是说，"M 癌和 SM 癌的鉴别"与"SM1 以浅癌和 SM2 以深癌的鉴别"在临床上几乎具有相同的意义。

如上所述，在食管癌的浸润深度诊断上采用的方法有常规观察、NBI 放大观察和 EUS，但各方法在诊断精度方面各有其特点，预先了解各方法的特点是很重要的。在笔者等进行的 Meta 分析中，在鉴别 EP/LPM 和 MM 以深时，常规观察、NBI 放大观察和 EUS 的曲线下面积（area under the curve, AUC）分别为 0.934、0.956 和 0.975，EUS 的诊断精度最高；而在鉴别 EP-SM1 和 SM2 时，NBI 放大观察和 EUS 的 AUC 分别为 0.999 和 0.966，NBI 放大观察的精度超过了 EUS。另外，通过利用似然比的分析发现，NBI 放大观察在诊断浸润深度深的病变时，诊断的可靠性较高；而 EUS 在诊断浸润深度浅的病变时，诊断的可靠性较高。

通过常规观察进行的浸润深度诊断

在 Meta 分析中，与 NBI 放大观察和 EUS 相比，虽然常规观察的诊断精度较低，但常规观察是浸润深度诊断的基本方法。NBI 放大观察和 EUS 虽然是有用的方法，但当仅凭这些方法来诊断浸润深度时，有时会使诊断出现很大的错误。总之，需要首先通过常规观察掌握病变的整体情况，在充分掌握有可能深部浸润的部位的基础上，再进行 NBI 放大观察和 EUS。

通过常规观察进行的浸润深度诊断主要是根据病变的凹凸，大致平坦的病变诊断为临床（clinical, c）EP/LPM 癌；在病变内见有凹凸、增厚、隆起、凹陷的情况下，怀疑有向黏膜肌层以下的浸润（cMM）。另外，高度超过 1 mm 的黏膜下肿瘤（submucosal tumor, SMT）样隆起以及呈坚硬隆起的病变被怀疑是 cSM2 癌。由于这些表现会随着所送空气量的变化而变化，因此通过送气或吸气改变空气量，动态实时地评估病变的硬度和可动性是很重要的。常规观察可以简便而快速地进行，但其缺点是诊断略带主观性。

在以往的报道中，常规观察的浸润深度诊断正确率为 71% ~ 90%。藤原等报道，虽然常规观察整体的正确率为 90%，但在不同浸润深度的诊断中，EP/LPM 癌的正确率为 95%，MM/SM1 癌为 66%，T1b-SM2 以深癌为 61%，浸润深度越深，正确率越低。根据各研究中 cMM 以深病变的比例，可以预计诊断精度会有所不同。

不同可信度的诊断精度

在笔者等的单位，就 2015 年 5 月—2020 年 3 月在治疗前未通过内镜检查进行过详细检查的食管浅表癌，前瞻性地登记了内镜诊断，就诊断精度包括可信度在内进行了分析。常规观察的可信度按以下标准分为 5 组：① cEP/LPM 的高可信度：表面平坦；② cEP/LPM 的低可信度：大致平坦，但部分有凹凸、增厚等；③ cMM/SM1：可以观察到凹凸、增厚、隆起、凹陷；④ cSM2 的高可信度：高度 1 mm 以上的 SMT 样隆起和坚硬的隆起；⑤ cSM2 的低可信度：虽然怀疑为 cSM 癌，但不能确定是 cSM2 癌（**图 1**）。内镜诊断是由具有 100 例以上食管癌浸润深度诊断经验的 3 名内镜医生进行的，检查后立即确定诊断结果。

以研究期间通过内镜切除或外科切除并明确组织病理学浸润深度的 302 例病变为分析对象。施行内镜切除的为 236 例（78%），施行外科切除的为 66 例（22%）。内镜表现与组织病理学浸润深度之间的关系如**表 1**所示。pEP/LPM 为 145 个病变（48%），pMM/SM1 为 75

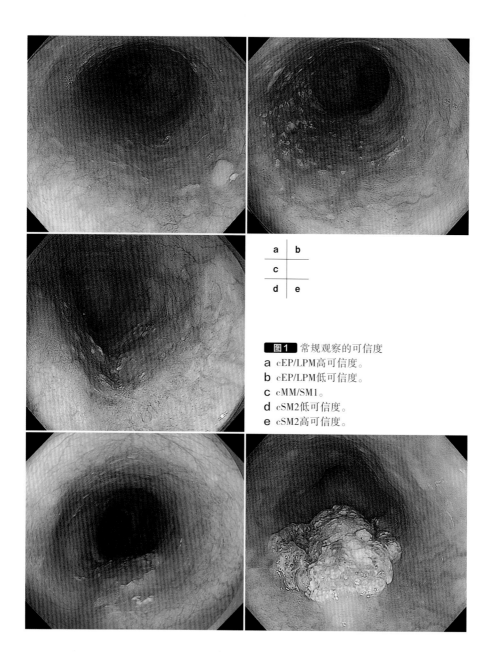

a	b
c	
d	e

图1 常规观察的可信度
a cEP/LPM高可信度。
b cEP/LPM低可信度。
c cMM/SM1。
d cSM2低可信度。
e cSM2高可信度。

个病变（25%），pSM2 为 82 个病变（27%）。与以往的研究相比，pMM 以深病变所占的比例非常高，达到 52%，因此，常规观察的整体正确率略低，为 69%。

cEP/LPM 癌的高可信度病变为 86 个，其中 77 个病变（90%）为 pEP/LPM，9 个病变（10%）为 pMM/SM1；cEP/LPM 癌的低可信度病变为 54 个，其中 40 个病变（74%）为 pEP/LPM，9 个病变（17%）为 pMM/SM1，5 个病

表1 常规观察的诊断精度（按不同可信度分）

	pEP/LPM	pMM/SM1	pSM2
cEP/LPM 高可信度	77（90%）	9（10%）	0
cEP/LPM 低可信度	40（74%）	9（17%）	5（9%）
cMM/SM1	26（27%）	42（44%）	27（28%）
cSM2低可信度	2（6%）	11（31%）	22（63%）
cSM2高可信度	0	4（13%）	28（88%）

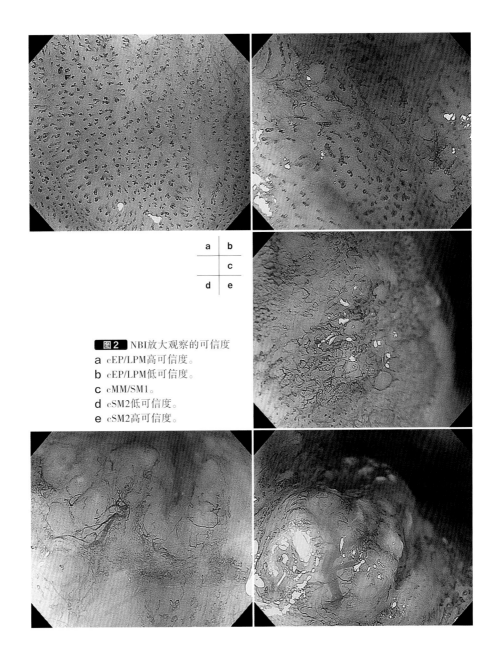

a	b
	c
d	e

图2 NBI放大观察的可信度
a cEP/LPM高可信度。
b cEP/LPM低可信度。
c cMM/SM1。
d cSM2低可信度。
e cSM2高可信度。

变（9%）为 pSM2。通过常规观察诊断为 cEP/LPM 的 140 个病变中，117 个病变（84%）为正诊，高可信度（90%）和低可信度（74%）的正确率之间有显著性差异（ $P = 0.02$ ），提示了 cEP/LPM 与可信度一起诊断的重要性。

cSM2 的高可信度病变 32 个中有 28 个病变（88%）是 pSM2 癌，35 个低可信度病变中有 22 个病变（63%）是 pSM2 癌；在被诊断为 cSM2 的 67 个病变中，虽然有 50 个病变（75%）为正诊，但高可信度（88%）和低可信度（63%）的正确率明显不同（ $P = 0.02$ ），提示 cSM2 与可信度一起诊断也非常重要。

cMM/SM1 的正确率为 44%（42/95 个病变）。在误诊的病变中有 26 个病变（27%）为 pEP/LPM 癌，27 个病变（28%）为 pSM2 癌。

表2 放大观察的诊断精度（按不同可信度分）

	pEP/LPM	pMM/SM1	pSM2
cEP/LPM 高可信度	80（89%）	10（11%）	0
cEP/LPM 低可信度	41（67%）	17（28%）	3（5%）
cMM/SM1	21（20%）	38（36%）	46（44%）
cSM2低可信度	2（9%）	7（30%）	14（61%）
cSM2高可信度	0	2（11%）	17（89%）
无法评估	1	1	2

表3 B3血管存在部位的分析

B3血管的位置	pSM1	pSM2
病变内	2（8%）	23（92%）
病变周围的环堤部	4（50%）	4（50%）

通过NBI放大观察进行的浸润深度诊断

1. 不同可信度的诊断精度

按照食管学会分类进行 NBI 放大内镜诊断，分析了诊断精度。在内镜检查后马上分为 5 组：① cEP/LPM 高可信度：典型的 B1 血管和小无毛细血管区（avascular area, AVA）-small；② cEP/LPM 低可信度；③ cMM/SM1；④ cSM2 低可信度；⑤ cSM2 高可信度：典型的 B3 血管和大无毛细血管区（AVA-large）（**图2**）。在 B1 血管和 B2 血管混杂存在的情况下，结合区域性等因素，根据检查者的判断分为 cEP/LPM 低可信度组或 cMM/SM1 组。虽然没有达到 B3 血管的粗细（60 μm），但如果是直径为"B2.5 血管"左右的话，就分类为 cMM/SM1 组或 cSM2 的低可信度组。结果如**表2**所示，NBI 放大观察的整体正确率为 63%。

cEP/LPM 高可信度病变为 90 个，其中 80 个病变（89%）为 pEP/LPM，10 个病变（11%）为 pMM/SM1；cEP/LPM 低可信度病变为 61 个，其中 41 个病变（67%）为 pEP/LPM，17 个病变（28%）为 pMM/SM1，3 个病变（5%）为 pSM2。cEP/LPM 高可信度病变（89%）和低可信度病变（67%）的正确率明显不同（$P = 0.01$），提示了 cEP/LPM 与可信度一起诊断的重要性。

cSM2 高可信度病变 19 个中，17 个病变（89%）是 pSM2 癌；cSM2 低可信度病变 23 个中，14 个（61%）是 pSM2 癌。在 cSM2 癌诊断上，高可信度病变（89%）和低可信度病变（61%）的正确率明显不同（$P = 0.03$），也提示了 cSM2 与可信度一起诊断的重要性。

cMM/SM1 的正确率为 36%（38/105 病变），误诊的病变中有 21 个病变（20%）是 pEP/LPM 癌，46 个病变（44%）是 pSM2 癌。

2. 按B3血管不同存在部位的分析

虽然 B3 血管在 SM2 癌的诊断上特异性极高，为 99.5%～100%，但灵敏度低至 25%～56.9%，这是目前面临的难题。在笔者所在医院对 82 例 pSM2 癌的研究中，可以观察到 B3 血管的有 17 例，灵敏度为 20%，特异性为 99%，阳性预测值（positive predictive value, PPV）为 89%，阴性预测值（negative predictive value, NPV）为 77%。虽然 PPV 很高，但也有部分误诊的病例。因此，笔者对按 B3 血管 33 处病变存在的不同部位分析了病变的浸润深度。在病变内见有 B3 血管的情况下，为 pSM2 癌的概率（PPV）是 92%（23/25），而在病变周围的环堤部见有 B3 血管的情况下，PPV 为 50%（4/8）（**表3**）。也就是说，在病变内见有 B3 血管的情况下可以诊断为 SM2 癌，而在病变周围见有 B3 血管的情况下，还需要考虑 SM1 以浅癌的可能性（**图3**）。

3. B2血管的区域性

据报道，当 B2 血管存在的区域（B2 血管区域）变大，其深度就会变深。竹内等报道，在根据不同浸润深度测量在食管浅表癌中见有的 B2 血管区域长径时，发现 pT1b-SM2 癌的 B2 血管区域明显大于 pMM/pT1b-SM1 癌，其截断值（cutoff value）为 7 mm 可能比较合适。据报道，在进行前瞻性验证时，按照以往的诊断正确率为 67%，而当加上区域性时，整体的正确率提高到了 95%（$P < 0.01$）。也就

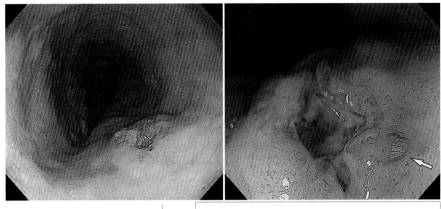

	a	b
		c

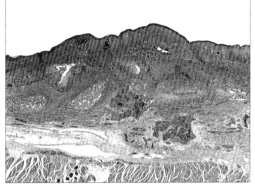

图3 位于病变边缘的B3血管
a 常规观察像。在胸部食管上段后壁见有15 mm大小的0-I型病变。
b NBI放大观察像。在病变边缘上皮下见有B3样血管（黄色箭头所指）。
c 组织病理像。施行了外科切除，病理组织学深度为高分化鳞状细胞癌（well differentiated squamous cell carcinoma），pSM1。

表4 0-I型隆起+B2血管

	B3血管单独	B3血管+B2血管	*P*值
正确率	60%	83%	0.003
灵敏度	33%	85%	0.000
特异性	97%	79%	0.024

说，通过同时评估 B2 血管区域直径，有望提高 SM1 以浅癌和 SM2 癌的鉴别精度。

4.0-I型隆起+ B2血管

虽然 B2 血管被作为 pMM/SM1 癌的指标，但人们知道在 pLPM 癌和 pSM2 癌中也可以观察到 B2 血管。笔者等考虑到 B2 血管存在的区域形态，特别是隆起较高的病变可能提示有深部浸润，对此进行了研究。研究对象是具有0-I型隆起（定义为 1 mm 以上的隆起）并对该部位进行了详细的 NBI 放大观察的 80 个病变。从在0-I型隆起部见有的 NBI 放大观察表现来看，在0-I型隆起部见有 B2 血管的病变中，pMM/SM1 为 6 例，pSM2 为 24 例。由此可

知，在 B2 血管存在的部位形成 0-I 型隆起的情况下，多为 pSM2 癌。此外，在仅将 B3 血管作为 cSM2 癌的指标时，SM2 癌的诊断灵敏度为 33%、特异性为 79%、正确率为 60%，而在将 B3 血管和 B2 血管均作为 cSM2 癌的指标时，灵敏度提高到了 85%，特异性为 79%，正确率提高到 83%（**表4**，**图4**）。此后，在前瞻性积累0-I型隆起 +B2 血管 20 个病变所进行的研究中，发现有 14 个病变（70%）为 pSM2 癌。

通过EUS进行的浸润深度诊断

NBI 放大观察是一种能够简便、快速地诊断食管癌浸润深度的好方法。但是，也存在据血管表现难以进行浸润深度诊断的病变。而当采用 EUS 时，可以将病变深部的变化影像化，能够获得与常规观察和 NBI 放大观察不同的有价值的信息。但是，由于 EUS 对患者和医疗人员来说多少会增加负担，因此需要充分考虑对于什么样的病例应该施行 EUS。

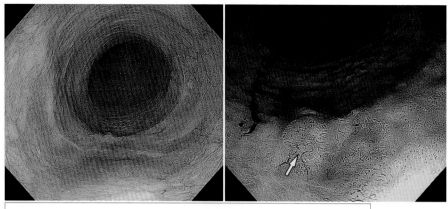

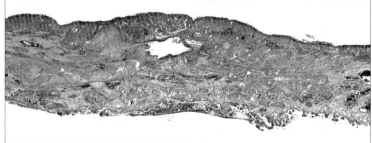

a	b
c	

图4 0-I+"B2血管"1例
a 常规观察像。在胸部食管上段见有0-IIc+"Is"病变。
b NBI放大观察。在0-I型隆起部见有B2血管（黄色箭头所指）。
c 组织病理像。施行了内镜切除，组织病理学浸润深度为中分化鳞状细胞癌（moderately differentiated squamous cell carcinoma），pSM2（1,000 μm）。

1. 对于食管浅表癌的EUS方法

在消化道病变的 EUS 诊断中，需要将脱气水、凝胶等超声波传导物质注入消化道内腔，使其潴留。对胃和大肠主要采用脱气水充盈法，但对食管和十二指肠等难以存留脱气水的脏器的扫查则采用软气囊法和凝胶填充法。

凝胶填充法是将不含利多卡因的内镜用凝胶注入充满于食管内的方法，在食管的潴留性好，笔者等将其用于使用细径探头的食管病变的 EUS。在颈部至胸部食管上段病例使用脱气水时有误吸的风险，而采用凝胶填充法可以比较安全地施行 EUS。采用这种方法，重要的是：在填充凝胶前要预先充分地进行食管内的吸气；填充凝胶后不要送气；在食管蠕动平息时高效率地进行检查。由于在 EUS 观察过程中移动内镜探头时有时会诱发呕吐反射，可以通过将内镜探头移动到管腔的口侧、肛侧来抑制蠕动的发生。

另外，软气囊法是在内镜的前端安装软气囊，在注水的气囊内进行超声扫查的方法。由于用气囊压迫病变，有时肿瘤可能因挤压而向消化道壁层结构的深层侧移位，从而过深读取浸润深度，这一点需要注意。

2. EUS的诊断效果

在笔者等进行的 Meta 分析中，如前所述，EUS 在 cEP/LPM 和 cMM 以深病变的鉴别上，AUC 超过了 NBI 放大内镜，而且通过利用尤度比的分析，在将浸润深度过浅诊断为 cEP/LPM 等病变时，结果是 EUS 更为有用。

关于 NBI 放大观察和 EUS 的诊断精度，有马等报道，研究了 52 例食管浅表癌病例，常规观察、NBI 放大观察和 EUS 的正确率分别为71%、69% 和 88%。Lee 等报道，在黏膜内癌（M 癌）和黏膜下癌（SM 癌）的鉴别上，NBI 放大观察和 EUS 的诊断精度分别为 76.1% 和84.4%。Thosani 等，就 EUS 在 M 癌和 SM 癌鉴别上的有用性进行了 Meta 分析研究，EUS 对于 T1b 癌的灵敏度和特异性分别为 0.86 和 0.86，在 M 癌和 SM 癌诊断上的 AUC 均高于 0.93，为不错的结果。

表5 内镜诊断（常规观察+ NBI放大观察）与组织病理学浸润深度的关系	pSM1以浅	pSM2以深
cSM1以浅	85（70%）	36（30%）
cSM2	9（18%）	42（82%）

表6 内镜诊断（常规观察+ NBI放大观察+ EUS）与组织病理学浸润深度的关系	pSM1以浅	pSM2以深
cSM1以浅	84（79%）	23（21%）
cSM2	10（15%）	55（85%）

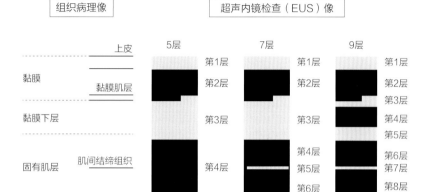

图5 食管壁结构的组织病理像与EUS像之间的关系
〔转载自"松浦偸子，他. 食道表在癌のEUS诊断. 胃と肠 53：1717–1725, 2018"〕

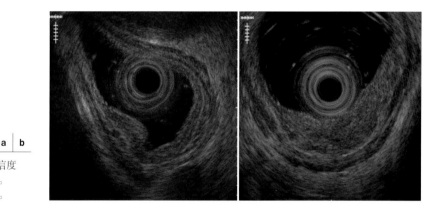

图6 EUS的可信度
a cSM1高可信度。
b cSM2高可信度。

3. 从EUS施行前不同浸润深度诊断来看的EUS的意义

通过常规观察和 NBI 放大观察被诊断为 cEP/LPM 癌的病变大多是适合内镜切除的，而其中多是适合内镜切除的 pEP/LPM 或 pMM/SM1。也就是说，如果通过常规观察和 NBI 放大观察诊断为 cEP/LPM 癌，原则上适用内镜切除即可，加上 EUS 意义不大。另一方面，对于通过常规观察和 NBI 放大观察诊断为 cMM/SM1 或 cSM2 的病变，有必要探讨加上 EUS 的意义。

因此，在本院对通过常规观察或 NBI 放大观察怀疑为 cMM 以深而施行了 EUS 的 172 个病变进行了研究，结果为常规观察 +NBI 放大观察的正确率和对 pSM2 癌的灵敏度、特异性分别为 74%、55% 和 90%（表5）；而常规观察 +NBI 放大观察 +EUS 的正确率和对 pSM2 癌的灵敏度、特异性分别为 81%、71% 和 89%（表6）。

虽然在笔者等的研究中未能确认 EUS 的追加效果，但现在在 JCOG 1604 项目中正在对 cMM 以深癌施行常规观察、NBI 放大观察和

EUS，以验证 EUS 的追加效果。大概通过该项目的结果会使 EUS 在食管浅表癌浸润深度诊断上的定位变得更加明确。

4. 通过EUS进行的浸润深度诊断和可信度

当使用高频的细径探头观察时，食管壁通常可分为 9 层。对于浅表癌的浸润深度诊断，利用 3/9 层的高回声层（反映黏膜肌层）、4/9 层的低回声层（反映黏膜下层）、5/9 层的高回声层（大致反映黏膜下深层），根据这些层进行如下诊断（**图5**）：

· cEP/LPM 癌：肿瘤回声止于 2/9 层，3/9 层未见变化的。

· cMM/SM1 癌：根据肿瘤回声，虽然可见 3/9 层的不规则和中断，但是 4/9 层未见明显变

表7 EUS的诊断精度（按不同可信度分）

	pSM1以浅	pSM2以深
cSM1以浅高可信度	31（91%）	3（9%）
cSM1以浅低可信度	30（75%）	10（25%）
cSM2低可信度	23（58%）	17（43%）
cSM2高可信度	10（17%）	48（83%）

化的。

· cSM2/SM3 癌：根据肿瘤回声，3/9 层断裂，从 4/9 层到 5/9 层可见变化的。

笔者认为在通过 EUS 进行浸润深度诊断时，应该重视是否可以观察到向黏膜下层的浸润表现具有重现性（**图6**）。因此，将在 EUS 中可以观察到达到第 4/9 层的肿瘤回声（cSM2 癌的

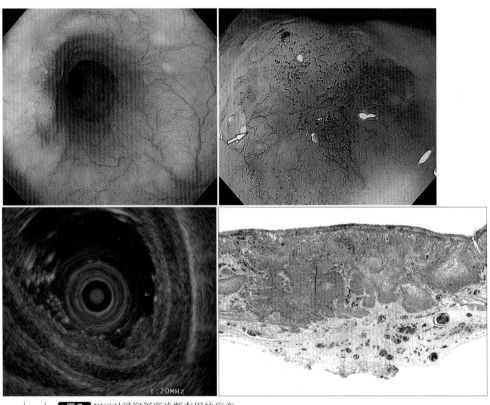

a	b
c	d

图7 EUS对浸润深度诊断有用的病变

a 常规内镜像。在胸部食管上段见有0–Ⅱa型病变。SMT样隆起，诊断为SM2低可信度。

b NBI放大像。见有祥破坏的B2血管（黄色箭头所指）。此时结合常规观察表现诊断为SM2癌。

c EUS像。肿瘤虽然扩展到第4/9层（黏膜下层），但重现性差，诊断为cSM1癌。

d 组织病理像。最终诊断为cSM1，施行了内镜切除。据组织病理学浸润深度为中分化鳞状细胞癌（moderately differentiated squamous cell carcinoma），pSM1（200 μm）。

表现）具有重现性的情况作为高可信度，重现性差的情况作为低可信度，比较了不同可信度情况下的阳性预测值。cSM2 癌的表现在高可信度可见情况下的阳性预测值为 83%，与低可信度情况下的 43% 相比显著提高（**表 7**）。从该结果来看，EUS 的诊断精度也因可信度不同而不同，有必要包括可信度在内来评估诊断结果（**图 7**）。特别是在 cSM2 癌低可信度的情况下，很有可能是 pSM1 以浅的病变，在确定治疗方案时需要注意。

结束语

笔者等在本文中阐释了在 SM1 以浅癌和 SM2 癌的鉴别上各方法的效果。但是，迄今为止的研究大多是单一研究机构进行的回顾性研究，多是对各方法进行个别评估，未能充分评估联合应用各方法所产生的相加 / 协同效果。今后有必要通过可靠性更高的多中心前瞻性研究，进行更符合临床要求的评估。

参考文献

[1] Inoue H. Magnification endoscopy in the esophagus and stomach. Dig Endosc 13：S40-41, 2001.

[2] Arima M, Tada M, Arima H. Evaluation of microvascular patterns of superficial esophageal cancers by magnifying endoscopy. Esophagus 2：191-197, 2005.

[3] Oyama T, Inoue H, Arima M, et al. Prediction of the invasion depth of superficial squamous cell carcinoma based on microvessel morphology：magnifying endoscopic classification of the Japan Esophageal Society. Esophagus 14：105-112, 2017.

[4] Goda K, Tajiri H, Ikegami M, et al. Magnifying endoscopy with narrow band imaging for predicting the invasion depth of superficial esophageal squamous cell carcinoma. Dis Esophagus 22：453-460, 2009.

[5] Lee MW, Kim GH, I H, et al. Predicting the invasion depth of esophageal squamous cell carcinoma：comparison of endoscopic ultrasonography and magnifying endoscopy. Scand J Gastroenterol 49：853-861, 2014.

[6] Thosani N, Singh H, Kapadia A, et al. Diagnostic accuracy of EUS in differentiating mucosal versus submucosal invasion of superficial esophageal cancers：a systematic review and meta-analysis. Gastrointest Endosc 75：242-253, 2012.

[7] 有馬美和子, 都宮美華, 福田俊, 他. 食道表在癌の高周波数細径超音波プローブによる深達度診断. 胃と腸 50：564-574, 2015.

[8] 清水勇一, 加藤元嗣, 小平純一, 他. 食道 m3·sm1 癌の質的·量的 EUS 診断. 胃と腸 37：47-52, 2002.

[9] 日本食道学会（編）. 食道癌診療ガイドライン 2017 年版. 金原出版, 2017.

[10] Ishihara R, Matsuura N, Hanaoka N, et al. Endoscopic imaging modalities for diagnosing invasion depth of superficial esophageal squamous cell carcinoma：a systematic review and meta-analysis. BMC Gastroenterol 17：24, 2017.

[11] 石原立, 山階武, 青井健司, 他. 表面型表層拡大型食道癌の深達度診断—内視鏡の立場から. 胃と腸 49：1164-1172, 2014.

[12] Ebi M, Shimura T, Yamada T, et al. Multicenter, prospective trial of white-light imaging alone versus white-light imaging followed by magnifying endoscopy with narrow-band imaging for the real-time imaging and diagnosis of invasion depth in superficial esophageal squamous cell carcinoma. Gastrointest Endosc 81：1355-1361, 2015.

[13] 島田英雄, 幕内博康, 小澤壯治, 他. 食道表在癌の深達度診断—通常観察の立場から. 胃と腸 45：1467-1481, 2010.

[14] 藤原純子, 門馬久美子, 藤原崇, 他. 食道表在癌の深達度診断—通常内視鏡の立場から. 胃と腸 45：1483-1495, 2010.

[15] 藤原純子, 門馬久美子, 立石陽子, 他. 日本食道学会拡大内視鏡分類と深達度—深達度診断における B2 血管の意義. 胃と腸 49：174-185, 2014.

[16] 竹内学, 橋本哲, 小林正明, 他. 食道表在癌の深達度診断—拡大観察の有用性と留意点. 胃と腸 50：553-562, 2015.

[17] 池田晴夫, 井上晴洋, 佐藤裕樹, 他. 日本食道学会拡大内視鏡分類と深達度—深達度診断における B3 血管の意義. 胃と腸 49：186-195, 2014.

[18] 竹内学, 小関洋平, 石井結唯, 他. 食道扁平上皮癌の拡大内視鏡診断—基本と課題. 胃と腸 54：331-342, 2019.

[19] 竹内学, 森ゆか理, 橋本哲, 他. 食道表在癌における深達度診断からみた B2 血管の意義. 胃と腸 53：1343-1352, 2018.

[20] 松浦倫子, 石原立, 七條智聖, 他. 食道表在癌における拡大内視鏡による T1b-SM2 診断の現状と課題. 胃と腸 53：1394-1403, 2018.

[21] 斉浦裕輔, 芳野純治, 有馬美和子. 超音波内視鏡ガイドライン. 日本消化器内視鏡学会卒後教育委員会（編）. 消化器内視鏡ガイドライン, 第 3 版. 医学書院, pp 157-169, 2006.

[22] Esaki M, Matsumoto T, Moriyama T, et al. Probe EUS for the diagnosis of invasion depth in superficial esophageal cancer：a comparison between a jelly-filled method and a water-filled balloon method. Gastrointest Endosc 63：389-395, 2006.

[23] Hanaoka N, Ishihara R, Matsuura N, et al. Esophageal EUS by filling water-soluble lubricating jelly for diagnosis of depth of invasion in superficial esophageal cancer. Gastrointest Endosc 82：164-165, 2015.

[24] 山中恒夫, 木村義人, 橋本博子, 他. EUS 層構造の解釈. Gastroenterol Endosc 43：1091-1092, 2001.

[25] 松浦倫子, 石原立, 七條智聖, 他. 食道表在癌の EUS 診断. 胃と腸 53：1717-1725, 2018.

Summary

Preoperative Diagnosis of Esophageal Submucosal Invasive Cancer

Noriko Matsuura[1], Ryu Ishihara,
Hiroyoshi Iwagami, Satoki Shichijo,
Akira Maekawa, Takashi Kanesaka,
Sachiko Yamamoto, Yoji Takeuchi,
Koji Higashino, Noriya Uedo,
Keijiro Sugimura[2], Hiroshi Miyata,
Masahiko Yano, Masanori Kitamura[3],
Shinichi Nakatsuka

The most important issue while deciding on a treatment strategy for superficial esophageal cancer is that of differentiating between superficial cancers of SM1 or higher. Endoscopic resection should be employed in cases of clinical SM1 cancer, whereas surgical resection or chemoradiotherapy should be employed in cases of SM2 cancer. The preoperative diagnosis procedure used in this hospital and an assessment of the relationship between certainty factor and tissue result showed an accuracy rate of 75% for the diagnosis of clinical SM2 cancer. This rate was different in the diagnosis of clinical SM2 cancer (high confidence : 88%, low confidence : 63%, $p=0.02$). The correct accuracy rate for the diagnosis of clinical SM2 by magnifying the observation was 74%. The accuracy rate of endoscopic diagnosis was different for clinical SM2 cancer (high confidence : 88%, low confidence : 61%, $p=0.03$). Furthermore, the accuracy rate of diagnosis was slightly improved by using an ultrasonic endoscope, but the difference was not significant.

[1] Department of Gastrointestinal Oncology, Osaka International Cancer Institute, Osaka, Japan.
[2] Department of Digestive Surgery, Osaka International Cancer Institute, Osaka, Japan.
[3] Department of Pathology and Cytology, Osaka International Cancer Institute, Osaka, Japan.

食管 SM2 癌内镜治疗后的长期预后

高桥 亚纪子[1]

小山 恒男

摘要●以2000年1月—2017年4月在笔者所在医院施行了ESD的无前期治疗的食管鳞状细胞癌（SCC）T1b-SM2、cN0患者追踪3年以上预后得到的47例47个病变为对象，验证了ESD对T1b-SM2癌的有效性。总体来看，复发率为2.1%（1/47），原发病死亡率为2.1%（1/47），疾病特异性3年生存率为98%、5年生存率为98%，总生存率3年为89%、5年为75%。另外，无深部切缘阳性病例和局部复发病例，局部控制率为100%。将研究对象分为脉管浸润阳性（ly阳性和/或v阳性）的高风险组（high risk group）以及脉管浸润阴性（ly阴性v阴性）的低风险组（low risk group）进行分析时，高风险组（15例）中追加治疗11例，未追加治疗4例，平均年龄分别为79岁和69岁，见有显著性差异（$P = 0.0182$）。复发和原发病死亡只有1例（同一病例），因追加治疗所引起的复发率和原发病死亡率组间未见显著性差异。追加治疗组和未追加治疗组的5年总生存率分别为72%和25%。其他疾病死亡率分别为36.4%（4/11）和75.0%（3/4）。认为由于未追加治疗组中高龄者多、因其他疾病死亡者多，所以5年生存率低。低风险组（32例）中无因原发病死亡者，追加治疗19例，未追加治疗13例，年龄、复发率、原发病死亡率、其他疾病死亡率均未见显著性差异。笔者认为，ESD对T1b-SM2癌的局部控制率高，特别是对于因其他疾病死亡率高的高龄者，ESD单独治疗也是一种选择。

关键词　食管鳞状细胞癌　T1b-SM2　超声内镜检查（EUS）长期预后

[1] 佐久医療センター内視鏡内科　〒385-0051 佐久市中込 3400-28
E-mail：aurevoireurope@yahoo.co.jp

前言

在《食管癌诊疗指南（2017年版）》中，将内镜切除术的适应证规定为 T1a-EP/LPM，将 T1a-MM /T1b-SM1 作为相对适应证，T1b-SM2 不作为适应证。因此，T1b-SM2 的标准治疗是外科切除，但在患者本人希望和全身状态差的情况下，也可采用内镜黏膜下剥离术

表1 患者背景资料

性别（男性：女性）	41：6
平均年龄（SD）	71（9）岁
高龄者：非高龄者	21：26
肉眼分型（0-Ⅰ：0-Ⅱa：0-Ⅱb：0-Ⅱc：0-Ⅲ）	10：4：4：28：1
占据部位（Ce：Ut：Mt：Lt：Ae）	5：9：22：10：1

表3 治疗效果

肿瘤直径平均值（SD）	36（21）mm
切除直径平均数	45（22~108）mm
整块切除率	97.9%（46/47）
整块完全切除率	95.7%（45/47）

表2 偶发性并发症

术中穿孔	0%
迟发性穿孔	0%
需要输血的术中出血	0%
术后出血	0%

表4 ly和v的例数

	ly1	ly0	合计
v1	4	2	6
v0	9	32	41
合计	13	34	47

（endoscopic submucosal dissection, ESD）进行治疗。因此，此次我们分析了在笔者所在医院施行了 ESD 的 T1b-SM2 癌患者的长期预后，探讨了 ESD 对 T1b-SM2 癌的可行性。

对象和方法

以 2000 年 1 月—2017 年 4 月，施行了 ESD 的无前期治疗的食管鳞状细胞癌（squamous cell carcinoma, SCC）Tb-SM2、cN0 中，追踪 3 年以上预后得到的 47 例 47 个病变为对象。研究对象的详细情况为：男性 41 例、女性 6 例，平均年龄（SD）71（9）岁，75 岁以上（高龄者）21 例，74 岁以下的非高龄者 26 例，肉眼分型（0-Ⅰ：0-Ⅱa：0-Ⅱb：0-Ⅱc：0-Ⅲ）为 10：4：4：28：1，占据部位（Ce：Ut：Mt：Lt：Ae）为 5：9：22：10：1（**表1**）。另外，随访观察期中位数为 82（5~240）个月，预后追踪率为 98%。

由于是 T1b-SM2 癌，原则上采取了追加治疗［施行外科切除/化学放射疗法（chemoradiotherapy, CRT）］的策略，但最终治疗方案优先考虑患者本人的意愿。随访检查：对于淋巴结转移，每年施行 2 次超声内镜检查（endoscopic ultrasonography, EUS）、CT 检查；对于局部复发和异时性 SCC，每年施行 1 次上消化道内镜检查（esophagogastroduodenoscopy, EGD）。另外，对于脉管浸润的评估，基本上

通过 HE 染色进行，根据需要追加 D2-40 染色、维多利亚蓝（Victoria blue）染色等。

结果

1. 偶发性并发症

未见术中穿孔、迟发性穿孔、需要输血的术中出血、术后出血（**表2**）。

2. 治疗效果

肿瘤直径平均值（SD）为 36（21）mm，切除直径平均数为 45（22~108）mm，整块切除率为 97.9%（46/47），整块完全切除率为 95.7%（45/47）（**表3**）。RX/R1 的原因有：Ce 病变伴有高度纤维化而分割切除 1 例；因周围浅染而侧向切缘阳性 1 例。另外，无深部切缘阳性病例。

ly 阳性 13 例（27.7%），v 阳性 6 例（12.8%），ly 阳性 + v 阳性 4 例（8.5%），ly 阳性和/或 v 阳性 15 例（31.9%）（**表4**）。

3. 长期预后

总体来看，复发率为 2.1%（1/47），原发病死亡率为 2.1%（1/47），疾病特异性生存率为 3 年 98%、5 年 98%，总生存率为 3 年 89%、5 年 75%。

将研究对象分为脉管浸润阳性（ly 阳性和/或 v 阳性）的高风险组以及脉管浸润阴性（ly 阴性 v 阴性）的低风险组，分析了长期预后和

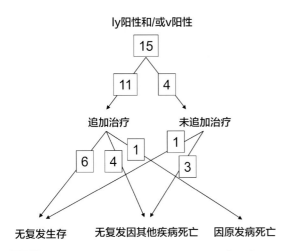

图1 脉管浸润阳性（ly阳性和/或 v阳性）的高风险组的追加治疗和预后

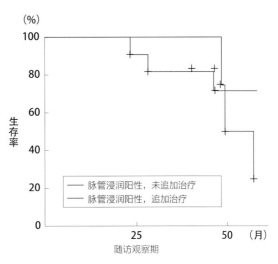

图2 脉管浸润阳性（ly阳性和/或 v阳性）的高风险组的总生存率（根据是否追加治疗而分）

异时性癌。

①高风险组 15 例中，追加治疗组 11 例（73.3%），未追加治疗组 4 例（26.7%）。平均年龄为追加治疗组 79（SD 3）岁，未追加治疗组 69（SD 6）岁，组间有显著性差异（$P = 0.0182$）。有癌病史者在追加治疗组和未追加治疗组分别为 50.0%（2/4）和 27.3%（3/11），无显著性差异（$P = 0.5604$）。

追加治疗组 11 例（CRT 9 例，仅化疗 1 例，外科切除 1 例）中，6 例无复发生存，4 例无复发因其他疾病死亡，1 例因原发病死亡。在未追加治疗组 4 例中，3 例无复发因其他疾病死亡，1 例无复发生存（**图1**）。复发和因原发病死亡是同一病例，ly 阳性 v 阴性，作为追加治疗施行 CRT 的只有 1 例。复发率方面，在追加治疗组和未追加治疗组分别为 9.1%（1/11）和 0%（0/4），组间无显著性差异（$P = 1.0000$）。追加治疗组和未追加治疗组的原发病死亡率分别为 9.1%（1/11）和 0%（0/4），组间无显著性差异（$P = 1.0000$）。追加治疗组和未追加治疗组的 5 年总生存率分别为 72% 和 25%，在未追加治疗组较低，但组间无显著性差异（Log-rank 检验，$P = 0.3159$，**图2**）。追加治疗组和未追加治疗组的其他疾病死亡率分别为 36.4%

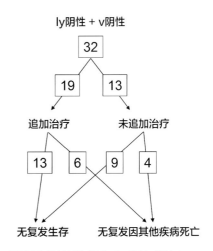

图3 脉管浸润阴性（ly阴性v阴性）的低风险组的追加治疗和预后

（4/11）和 75.0%（3/4），未追加治疗组的其他疾病死亡率较高，但组间无显著性差异（$P = 0.2821$）。

②低风险组 32 例中，追加治疗组 19 例（59.4%），未追加治疗组 13 例（40.6%）。平均年龄为追加治疗组 69（SD 14）岁，未追加治疗组 71（SD 7）岁，组间无显著性差异（$P = 0.7257$）。有癌病史者，在追加治疗组和未追加治疗组分别为 23.1%（3/13）和 21.1%（4/19），组间无显著性差异（$P = 1.0000$）。

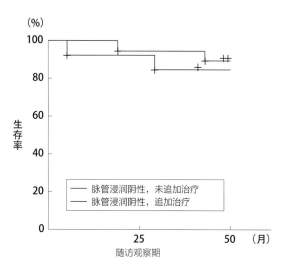

图4 脉管浸润阴性（ly阴性v阴性）的低风险组的总生存率（根据是否追加治疗而分）

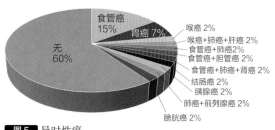

图5 异时性癌

追加治疗组 19 例（CRT 15 例，仅化疗 1 例，仅放疗 1 例，外科切除 2 例）中，13 例无复发生存，6 例无复发因其他疾病死亡。未追加治疗组 13 例中，9 例无复发生存，4 例无复发因其他疾病死亡。未见复发和原发病死亡病例（**图3**）。追加治疗组和未追加治疗组的 5 年总生存率分别为 84% 和 85%，组间无显著性差异（Log-rank 检验，$P = 0.9999$，**图4**）。追加治疗组和未追加治疗组的因其他疾病死亡率分别为 31.6%（6/19）和 30.8%（4/13），组间无显著性差异（$P = 0.6882$）。

4. 异时性癌

在 19 例（40%）见有食管 ESD 后异时性多发癌，共 26 个癌病变，其中食管癌最多，占 15%，其次是胃癌，占 7%（**图5**）。

病例

[**病例1**] 60 多岁，男性。

在颈部食管右壁见有发红的不规则凹陷性病变，表面粗糙，充气时略伸展不良（**图6a**）。在窄带成像（narrow band imaging, NBI）放大观察中，发现一部分有 B2 血管（**图6b**），在碘染色中见有不规则形的不染区（**图6c**），诊断为 SCC, 0-Ⅱc 型，T1a-MM/T1b-

SM1。通过 ESD 整块切除，在切除标本（**图6d** 的右下方为口侧）上见有边界清晰的不规则形不染区。**图6d** 的白线部分的微距像如**图6e** 所示。浸润深度为 T1b-SM2，D2-40 染色为 ly1（**图6f**）。病理诊断为：SCC, T1b-SM2（浸润距离 800 μm），INFa, ly1, v0, HM0, VM0, 0-Ⅱc +Ⅱa, 30 mm × 15 mm, Ce, Rt（**图6g**）。

标准治疗是追加外科切除，但根据患者的意愿选择了 CRT。施行了 5- 氟尿嘧啶 + 顺铂（5-FU + CDDP, FP）2 个疗程和放射疗法 41.4Gy，未见发生严重不良反应。ESD 后已过了 89 个月，无复发生存。包括其他癌在内，也未发现异时性多发癌。

[**病例2**] 70 多岁，女性。

在胸部食管上段后壁见有不规则形隆起性病变，在其周围伴有白浊化的 0-Ⅱb 进展，充气时隆起部伸展不良（**图7a**）。在碘染色中仅隆起的顶部为不染区，周围被正常染色（**图7b**），诊断为 SCC, 0-Ⅰ+Ⅱb, T1b-SM2。

虽然标准治疗是外科切除，但考虑到患者年事已高，也考虑到患者的意愿，决定采用 ESD + CRT 的治疗方案。ESD 切除标本如**图7c** 所示。只有不规则的隆起部分为不染区，周围为边界不清的浅染区。白线部分的微距像如**图7d** 所示。浸润深度为 T1b-SM2，边缘部分为表层非肿瘤（**图7d**）。见有多处淋巴管浸润（**图7e**）。病理诊断为：SCC, T1b-SM2（浸润距离 2,300 μm），INFc, ly1, v0, HM0, VM0, 0-Ⅰ +Ⅱb, 20 mm × 15 mm, Ut, Post（**图7f**）。

作为追加治疗施行了 CRT（FP 2 个疗程和放射疗法 41.4 Gy），但 ESD 12 个月后在纵隔内

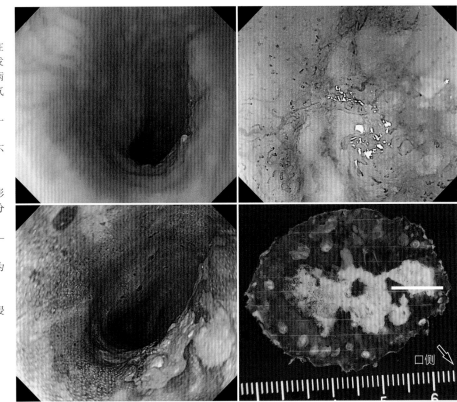

图6 ［病例1］

a 白光观察像。在颈部食管右壁见有发红的不规则形凹陷病变，表面粗糙，充气时略伸展不良。

b NBI放大像。在一部分见有B2血管。

c 碘染色像。见有不规则的不染区。

d ESD切除标本像。见有清晰的不规则形的不染区。白线部分的微距像如e所示。

e 浸润深度为T1b-SM2。

f D2-40染色像。为ly1。

g 病理诊断为：SCC，T1b-SM2（浸润深度800μm），INFa，ly1，v0，HM0，VM0，0-Ⅱc+Ⅱa，30mm×15mm，Ce，Rt。

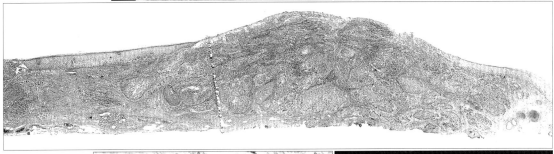

a	b
c	d
e	
f	g

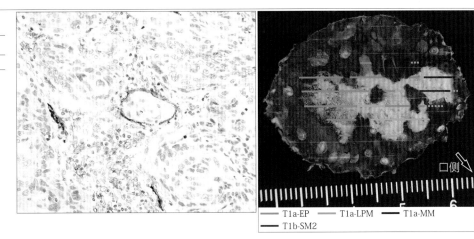

— T1a-EP — T1a-LPM — T1a-MM
— T1b-SM2

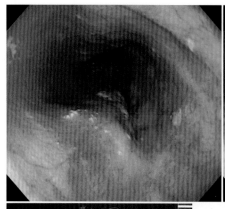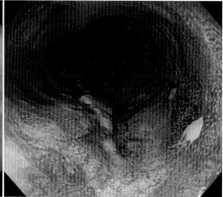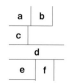

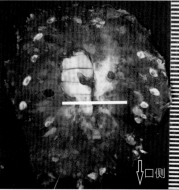

图7 ［病例2］

a 白光观察像。在胸部食管上段后壁见有不规则的隆起性病变，周围伴有白浊的0–Ⅱb进展，充气时隆起部伸展不良。

b 碘染色像。仅隆起的顶部为不染区，周围被正常染色。

c ESD切除标本像。仅不规则形的隆起部分为不染区，周围是边界不清的浅染区。白线部的微距像如**d**所示。

d 浸润深度为Tb–SM2，边缘部为表层非肿瘤。

e 在**c**的蓝线处见有多处淋巴管浸润。

f 病理诊断为：SCC，T1b–SM2（浸润深度2,300μm），INFc，ly1，v0，HM0，VM0，0–Ⅰ＋Ⅱb，20 mm×15 mm，Ut，Post。

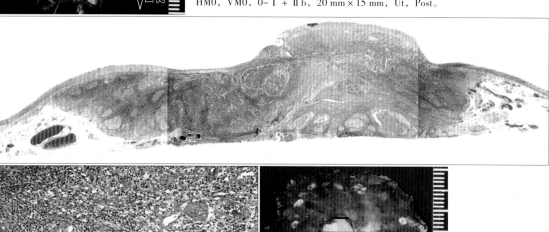

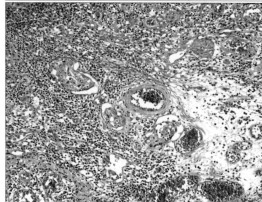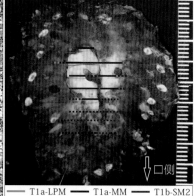

T1a-LPM ── T1a-MM ── T1b-SM2
虚线：表层非肿瘤

表5 与报道病例之间的比较①

	SM2	R0率			
	n	总体	EP/LPM	MM/SM1	SM2
田中等	26	83.1%	87.1%	86.7%	50%
Nagami等	4	90.4%	98.7%	78.9%	25%
石原等	26	92.3%	—	—	—
本研究	47	—	—	—	96%

表6 与报道病例之间的比较②

	局部复发率	追加治疗率	转移复发率	疾病特异性生存率（SM2）		总生存率（SM2）	
				3年	5年	3年	5年
田中等	0%	65%	7.7%	100%	100%	92.9%	82.5%
Nagami等	—	100%	—	—	100%	—	75%
石原等	—	100%	15.4%	88.9%	—	88.9%	—
本研究	0%	64%	2%	98%	98%	89%	75%

见有多发性淋巴结转移。为照射野外复发，再次施行了 CRT，但在 ESD 23 个月后因原发病死亡。

讨论

虽然 T1b-SM2 癌的标准治疗是外科切除，但在患者意愿和全身状态差的情况下，也可以通过施行 ESD 进行治疗。在日本临床肿瘤学组（Japan Clinical Oncology Group，JCOG）进行的"关于对黏膜下浸润临床病期 I 期（cT1N0M0）食管癌的内镜下黏膜切除术（EMR）联合化学放射疗法的有效性的非随机化验证性试验"（JCOG0508）的研究中，对于完全切除的 pT1b 和脉管浸润阳性 pT1a 施行 CRT 的结果，3 年总生存率为 90.7%。另外，据报道，cT1N0M0 外科切除病例的 5 年生存率为 70%～80%，认为 ESD + CRT 也可以成为治疗的选择。

根据本研究的结果，T1b-SM2 癌的整块完全切除率为 96%。这与已报道的 EP/LPM 的 87.1%～98.7%、MM/SM 的 78.9%～86.7% 相比并不差，并且高于已报道的 T1b-SM2 的 25%～50%（**表5**）。SM2 的 VM 阳性率为 0%，无局部复发病例，ESD 对 T1b-SM2 癌的局部控制良好（**表6**）。

关于 T1b-SM2 的长期预后，在石原等的报道中，对 26 例 T1b-SM2 全部施行了以 CRT 为主的追加治疗，见有照射野内复发 2 例，照射野外复发 2 例。3 年原发病生存率为 88.9%，3 年总生存率为 88.9%。另外，在田中等的报道中，26 例 T1b-SM2 中，对 14 例施行了放射治疗（radiotherapy，RT）或 CRT，3 例施行了外科切除作为追加治疗，9 例进行了随访观察。淋巴结转移复发有 2 例，都是未追加治疗的病例。疾病特异性生存率 3 年为 100%、5 年为 100%，总生存率 3 年为 92.9%、5 年为 82.5%。还有，根据 Nagami 等的报道，施行 ESD 的 T1b-SM2 病例为 4 例，其中 2 例追加了 CRT，1 例追加了化疗，1 例追加了外科切除。5 年疾病特异性生存率为 100%，5 年总生存率为 75%。比较这些研究和本研究的结果（5 年疾病特异性生存率 98%，5 年总生存率 75%），疾病特异性生存率和总生存率都没有显著性差异。

在本研究中，将脉管浸润阳性（ly 阳性和/或 v 阳性）分为高风险组、脉管浸润阴性（ly 阴性 v 阴性）分为低风险组进行了分析。即使是高风险组，未施行追加手术治疗的主要原因也是年纪太大了。当将 75 岁以上分为高龄者、74 岁以下分为非高龄者进行分析时，高龄者因其他疾病死亡率为 47.6%（10/21），与非高龄者的 26.9%（7/26）相比更高，笔者认为对于高龄者也可以选择不进行追加治疗。

综上所述，对于 T1b–SM2 的 ESD 是微创治疗，局部控制率为 100%，有很好的疗效，认为对高龄者也可以采用单独 ESD 的治疗方案。本次是回顾性研究，追加治疗的判断，特别是在脉管浸润阳性病例考虑了患者的年龄，可能有选择偏倚（selection bias）。另外，转移复发的病例只有 1 例，为 ly 阳性。虽然认为 ly 可能成为淋巴结转移复发的危险因素，但由于病例数少，希望今后能通过更多病例进行分析。

结束语

在本研究中，施行了 ESD 的 T1b–SM2 癌的长期预后与以往的报道为同等程度，5 年总生存率为 75%。ESD 对 T1b–SM2 癌的局部控制率高，笔者等认为，尤其是对因其他疾病死亡多的高龄者，单独 ESD 治疗也是一种选择。

参考文献

[1] 日本食道学会(編). 食道癌診療ガイドライン 2017 年版. 金原出版, 2017.
[2] Igaki H, Kato H, Tachimori Y, et al. Clinicopathologic characteristics and survival of patients with clinical stage I squamous cell carcinomas of the thoracic esophagus treated with three-field lymph node dissection. Eur J Cardiothorac Surg 20:1089-1094, 2001.
[3] Ozawa S, Tachimori Y, Baba H, et al. Comprehensive registry of esophageal cancer in Japan, 2004. Esophagus 9:75-98, 2012.
[4] Tachimori Y, Ozawa S, Numasaki H, et al. Comprehensive registry of esophageal cancer in Japan, 2011. Esophagus 15: 127-152, 2018.
[5] Minashi K, Nihei K, Mizusawa J, et al. Efficacy of endoscopic resection and selective chemoradiotherapy for stage I esophageal squamous cell carcinoma. Gastroenterology 157: 382-390, 2019.
[6] 田中雅樹, 小野裕之, 滝沢耕平, 他. 食道表在癌に対する ESD の治療成績. 胃と腸 48:1253-1261, 2013.
[7] Nagami Y, Ominami M, Shiba M et al. The five-year survival rate after endoscopic submucosal dissection for superficial esophageal squamous cell neoplasia. Dig Liver Dis 49:427-433, 2017.
[8] 石原立, 山階武, 長井健悟, 他. 食道表在癌に対する ESD の治療成績. 胃と腸 48:1263-1269, 2013.

Summary

Long-term Prognosis for Esophageal Squamous Cell Carcinoma T1bSM2 Treated with Endoscopic Submucosal Dissection

Akiko Takahashi[1], Tsuneo Oyama

Forty-seven lesions in forty-seven patients with ESCC(esophageal squamous cell carcinoma) T1bSM2, cN0 who were treated with ESD (endoscopic submucosal dissection) in the period from January 2000 to April 2017 were investigated retrospectively. All the patients could be followed up for at least 3 y.

The overall rates of recurrence and death associated with ESCC were 2% (1/47) and 2% (1/47), respectively. The 3-year and 5-year cause-specific survival rates were 98% and 98%, respectively. The 3-year and 5-year overall survival rates were 89% and 75%, respectively. There was no vertical margin positive and local recurrence. The rate of local control was 100%.

The enrolled patients were divided into the high-risk group (lymph duct involvement positive and/or vascular involvement positive) and low-risk group (lymph duct and vascular involvement negative).

The high-risk group (n=15) had 11 patients who underwent AT (additional treatment) and 4 who did not undergo AT ; the average patient age in these two groups was significantly different (79 y vs. 69 y, respectively, p=0.0182). Only 1 patient (2%) had recurrence and died because of ESCC. There was no significant difference in the recurrence rate and death rate of SCC between patients with and without AT. The 5-year overall survival rates among patients who underwent AT and those who did not undergo AT were 72% and 25%, respectively. The mortality rate was 36% (4/11) and 75% (3/4) among those who did and did not undergo AT, respectively. The 5-year overall survival rate was low because the group that underwent AT had many elderly patients who had a high mortality rate.

The low-risk group (n=32) had 19 patients who underwent AT and 13 who did not underwent AT. There was no ESCC-related death. There was no significant difference in the age, recurrence rate, SCC-related death rate, and mortality rate between patients who did and did not undergo AT.

The rate of local control for T1bSM2 treated with ESD was high. ESD alone is a good treatment option, especially in elderly patients with a high mortality rate.

[1]Department of Endoscopy, Saku Central Hospital Advanced Care Center, Saku, Japan.

食管 SM 癌的治疗选择
——从内镜治疗的角度：基于 JCOG0508 的研究结果

三梨 桂子[1, 2]

武藤 学[3]

摘要●在20% ~ 40%的食管SM癌病例中有淋巴结转移，推荐进行外科切除及化学放射疗法（CRT）。但是，在肿瘤比较浅的情况下，在临床上难以正确地进行浸润深度诊断以及有无脉管浸润的诊断。因为在术前被诊断为SM癌而接受食管切除和CRT，结果是黏膜内癌病例的情况下，也有可能会导致过度治疗，所以人们想到了先施行内镜治疗，评估浸润深度和有无脉管浸润，仅对淋巴结转移风险高的对象进行追加治疗的策略。JCOG0508试验显示了诊断性内镜切除和追加CRT的有效性。今后，应该推进对施行了追加CRT病例的复发的风险评估和基于联合图像增强内镜的术前诊断精度提高治疗分类。

| **关键词** | 食管浅表癌　内镜下黏膜切除术（EMR）　化学放射疗法（CRT）　个体化治疗 |

[1] 千葉県がんセンター治験臨床試験推進部　〒260-8717 千葉市中央区仁戸名町 666-2　E-mail : kminashi@chiba-cc.jp
[2] 同　消化器内科
[3] 京都大学大学院医学研究科腫瘍薬物治療学講座

前言——对于食管浅表癌的外科切除和化学放射疗法（CRT）

根据过去的外科切除标本的检查人们得知，食管浅表癌的浸润深度及脉管（ly、v）浸润的有无是淋巴结转移的风险因素（**表1**）。因此，对食管黏膜下浸润癌（SM 癌）采用包括淋巴结廓清的食管切除术是世界性的标准治疗方法。虽然手术病例的 5 年生存率高达 70% ~ 80%，但即使是 I 期，也需要和晚期一样施行食管次全摘除术和区域淋巴结清扫，还需要使用胃和结肠的重建术，对身体的侵袭很大。另外，食管癌的好发者是 60 ~ 70 岁的比较高龄者，术后发生喉返神经麻痹以及在解剖学上因消化液和食物等内容物易于从胃腔和重建消化管反流

而引起吸入性肺炎，即使没有癌的复发也能发生肺炎导致的死亡等，这是外科切除病例面临的难题。

关于化学放射疗法（chemoradiotherapy, CRT），在日本进行的"对于 Stage I（T1N0M0）期食管癌的放射线和抗癌药（CDDP/5-FU）同时联用疗法的临床 II 期试验"（JCOG9708）的结果，虽然肿瘤的完全缓解（complete response, CR）率为 87.5%，4 年生存率为 80.5%，显示与外科切除相当的较高生存率，但仍见有原发灶残留 3 例（4%）、局部复发 17 例（24%），局部控制不良。此后，与标准治疗的外科切除术的比较试验"对于临床病期 I 期（clinical-T1N0M0）食管癌的食管切除术和化学放射疗法同时联用疗法（CDDP + 5-FU + RT）的随机

表1 关于浅表癌的淋巴结转移和风险因素的手术病例的报道

著者（刊载杂志，发行年）	研究单位或国家（例数）	组织学浸润深度	M1	M2	M3	SM1	SM2	SM3	淋巴结转移因素
Shimada等（*Am J Surg*，2006）	千叶大学（160例）	淋巴结转移阳性/全病例数	0/9	0/12	1/16	8/25	10/32	42/66	淋巴管浸润；有/无壁内转移
		1y+病例数/全病例数	0/9	2/12	8/16	16/25	22/32	53/66	
Eguchi等（*Mod Pathol*，2006）	日本国立癌症研究中心中央医院（464例）	淋巴结转移阳性/全病例数	0/14	2/36	9/50	17/32	179/332		浸润深度；淋巴管浸润
		1y+病例数/全病例数			12/50	11/32			
Kim等（*J Gastroen-terol Hepatol*，2008）	韩国（197例）	淋巴结转移阳性/全病例数	0/32	0/14	4/19	6/36	5/27		肿瘤直径（>20 mm）；非平坦型；与淋巴管浸润的有无和浸润深度有关
		1y+病例数/全病例数							
Tomita等（*Pathol Int*，2008）*	顺天堂大学（115例）	淋巴结转移阳性/全病例数		0/10	1/16	5/11	4/10	42/68	伴转移生长模式和淋巴管浸润独立因素的52例中，32例为淋巴管浸润阳性，44例为血管浸润阳性
		1y+病例数/全病例数							
Tajima等（*Cancer*，2000）	日本国立癌症研究中心中央医院（240例）	淋巴结转移阳性/全病例数	LPM 54例无LN转移，5年生存率100% 淋巴结转移和高度异型是非依赖性弱预后因素						在186例中 MM、SM癌患者与淋巴管浸润和淋巴结转移有关
		1y+病例数/全病例数							

*：利用D2-40免疫染色检查。

化比较试验"（JCOG0502）从 2006 年开始登记，2019 年报道了总生存率结果。遗憾的是随机化部分的病例采集不良，未能实施主要终点（primary endpoint）的随机化病例总生存率的比较，但在患者希望的治疗选择的非随机化部分，显示出 CRT 相对于外科手术的总生存率的非劣性［5 年总生存率：外科切除为 86.5%，CRT 为 85.5%，HR 为 1.05；95% 置信区间为 0.67～1.64（<1.78）］。根据该结果，CRT 是对于该病期的治疗选择之一。

由于使用放大内镜或特殊光影像增强内镜检查和超声内镜检查（endoscopic ultrasonography，EUS）的进步，术前诊断能力得到了提高，但在临床上对肿瘤止于黏膜肌层和黏膜下浅层时的准确的浸润深度、淋巴结转移风险——浸润增殖方式（infiltrative growth pattern，INF）以及有无脉管浸润的正确诊断仍

是很困难的。一直到 MM 的黏膜内癌无脉管浸润的病变通过局部治疗多数情况下可以控制，而被诊断为 SM 癌，接受食管切除和 CRT，也有时因病例不同可能是过度治疗。

对于SM癌的内镜治疗和追加CRT

在《食管癌诊疗指南（2017 年版）》中，作为对于食管浅表癌的初次治疗，对 Stage 0（T1a）推荐内镜治疗，对 Stage Ⅰ（T1b）推荐手术或 CRT 治疗（**图1**）。如前所述，黏膜内癌（EP、LMP）淋巴结转移非常少，但由于在引起黏膜下浸润的情况下，在 20%～40% 病例中见有向区域淋巴结的转移，因此仅通过局部切除的内镜治疗是不够的，推荐通过外科切除或 CRT 的治疗。在术前诊断中判断为 SM 浸润的情况下，初期治疗可选择食管切除和 CRT，

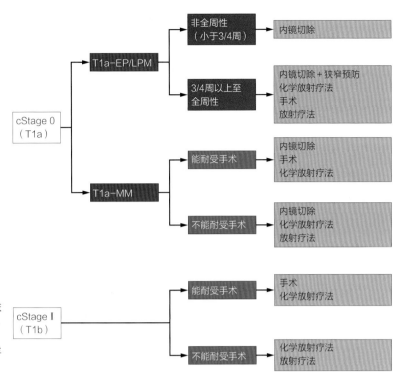

图1 临床0期（cStage 0）和临床Ⅰ期（cStage Ⅰ）食管癌的治疗策略〔转载自"日本食道学会（编）. 食道癌诊疗ガイドライン2017年版，金原出版，2017"〕

但也有一定数量的病例在切除后被诊断为黏膜内癌，这种情况下手术和CRT有可能就成了过度治疗（over treatment）。

基于这种情况，想到先施行内镜治疗，根据浸润深度和有无脉管浸润的病理学诊断，仅对淋巴结转移风险高的对象施行追加治疗的策略。当依据标准治疗时，在内镜切除后被判断为淋巴结转移风险高的情况下应追加外科切除，但如前所述，食管切除对患者的侵袭很大，从脏器保留的角度也迫切希望非外科治疗方法的开发。

追加CRT的研究

在日本有多篇关于内镜切除后追加CRT的研究报道。2004年Shimizu等的报道最早，对内镜下黏膜切除术（endoscopic mucosal resection，EMR）后通过组织病理学诊断为MM～SM浅层的浸润、拒绝追加手术的16例对象追加CRT，与同一时期进行了外科切除的进展期基本相同的39例进行了比较。经过1年以上的随访观察，在EMR + CRT组未见局部复发和远处转移，5年生存率的估计值在EMR + CRT组为100%，手术组为87.5%，效果基本相同。

Kawaguchi等对在内镜切除（ESD）后被诊断为SM癌或有脉管浸润的MM癌并追加了CRT的16例和施行了根治性CRT的31例浅表癌进行了比较研究。3年生存率在ESD-CRT组为90%，在根治性CRT组为63.2%；在ESD-CRT组未见局部复发及治疗后心包积液，但在根治性CRT组分别见有6例（19%）和3例（9.7%）。结论为：对于MM及SM癌病例，ESD-CRT组可减少局部复发和心脏毒性，安全有效。

Yoshimizu等对SM癌中在ER后追加了CRT的21例和施行了根治性CRT的43例进行了比较研究。在26%的根治性CRT病例见有局部复发，而在ER-CRT组未见局部复发。ER-CRT组的5年无复发生存率比根治性CRT组高（85.1%，59.2%，$P < 0.05$），但总生存率和疾病特异性生存率在组间无显著性差异。Yoshimizu等认为，ER-CRT是一种具有安全性

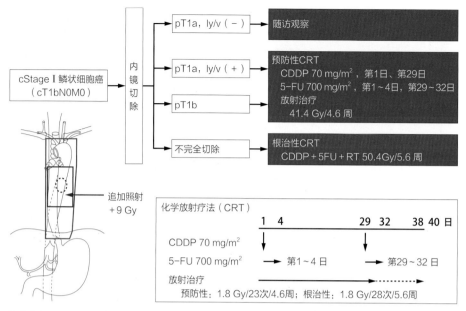

图2 JCOG0508的治疗策略和治疗方案

内容流程图文字：

cStage I 鳞状细胞癌（cT1bN0M0）

内镜切除

- pT1a, ly/v（-） → 随访观察
- pT1a, ly/v（+）
- pT1b → 预防性CRT
  CDDP 70 mg/m²，第1日、第29日
  5-FU 700 mg/m²，第1～4日、第29～32日
  放射治疗
      41.4 Gy/4.6周
- 不完全切除 → 根治性CRT
  CDDP＋5FU＋RT 50.4Gy/5.6周

追加照射 +9 Gy

化学放射疗法（CRT）
1 4   29 32 38 40 日
CDDP 70 mg/m²
5-FU 700 mg/m² → 第1～4日 → 第29～32日
放射治疗
预防性：1.8 Gy/23次/4.6周；根治性：1.8 Gy/28次/5.6周

和有效性的治疗策略，可以考虑作为对食管 SM 癌的新的微创治疗方法。

但是，包括其他报道在内，几乎都是回顾性、单中心的少数病例的研究，为了提高结果的可靠性，有必要通过临床试验进行验证。

JCOG0508

1. 方法和对象

作为一项多中心前瞻性研究，笔者等进行了"关于对黏膜下浸润临床病期 I 期（T1N0M0）食管癌的内镜下黏膜切除术（EMR）和化学放射联合治疗有效性的非随机验证性试验"（JCOG0508）（**图2**）。临床上登记疑似向黏膜下浸润（SM1～SM2）的cT1N0M0食管癌，在登记后1个月内施行内镜下黏膜切除术（EMR 或 ESD），根据治疗后的病理学诊断选择了追加治疗。考虑追加CRT，以能安全施行内镜切除、不易引起术后狭窄的病变为标准，病变大小定为长径在5 cm以下，环周性在2/3周以下。另外，在病变切除4周后施行内镜检查，确认人工溃疡愈合后，开始追加CRT。若病变在内镜下被完全切除，为黏膜内癌（pEP、pLPM、

pMM）且脉管浸润阴性［ly（-）、v（-）］，则进行随访观察；在完全切除、为黏膜内癌，但为脉管浸润阳性［ly（+）、v（+）］或pSM癌（不论有无脉管浸润）的情况下，追加预防性CRT（主要的分析对象）；在深部切缘阳性［pVM（+）］而不完全切除的情况下，追加根治性CRT。预防性和根治性CRT的照射范围均包括区域淋巴结在内，施行每次1.8 Gy共23次（41.4 Gy）的放射治疗；根治性CRT的情况下，进一步对原发部位施行5次追加照射（9 Gy）。化学治疗是与JCOG9708相同的顺铂（cisplatin, CDDP；70 mg/m²，第1日、第29日）＋氟尿嘧啶（5-fluorouracil, 5-FU；700 mg/m²，第1～4日、第29～32日）。

本试验，自2006—2012年共登记177例，其中1例在协议治疗开始前同意撤回，6例被中止协议治疗（预防性CRT组4例，根治性CRT组2例），最终为随访观察74例，追加预防性CRT 83例，追加根治性CRT 13例（**图3**）。

2. 结果

主要的分析对象——预防性CRT组的3年生存率为90.7%（90%置信区间84.0%～

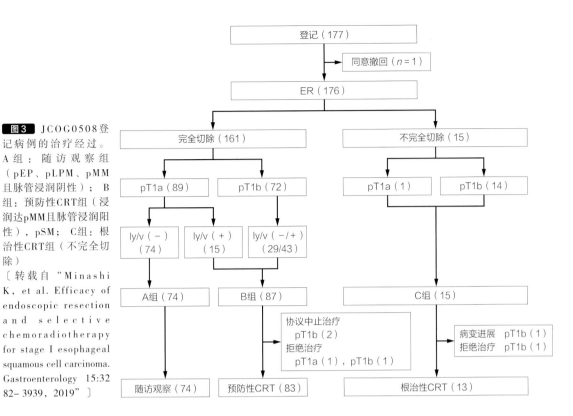

图3 JCOG0508登记病例的治疗经过。A组：随访观察组（pEP、pLPM、pMM且脉管浸润阴性）；B组：预防性CRT组（浸润达pMM且脉管浸润阳性），pSM；C组：根治性CRT组（不完全切除）

〔转载自"Minashi K, et al. Efficacy of endoscopic resection and selective chemoradiotherapy for stage I esophageal squamous cell carcinoma. Gastroenterology 15:32 82–3939, 2019"〕

登记（177）

同意撤回（n=1）

ER（176）

完全切除（161）　不完全切除（15）

pT1a（89）　pT1b（72）　pT1a（1）　pT1b（14）

ly/v（−）（74）　ly/v（＋）（15）　ly/v（−/＋）（29/43）

A组（74）　B组（87）　C组（15）

协议中止治疗
pT1b（2）
拒绝治疗
pT1a（1），pT1b（1）

病变进展　pT1b（1）
拒绝治疗　pT1b（1）

随访观察（74）　预防性CRT（83）　根治性CRT（13）

94.7%），包括随访观察和根治性CRT在内的全部登记病例的3年生存率为92.6%（90%置信区间88.5%～95.2%），均超过在试验开始前规定的置信区间下限的阈值（80%），结论为获得了与外科切除相媲美的效果。虽然未见内镜治疗所致的严重不良事件发生，但有1例由于食管狭窄（Grade 3，0.6%）而未能追加预防性CRT。包括未能施行追加治疗的病例在内，有15例（8.5%）见有复发，其中淋巴结复发11例，远处脏器转移5例（有重复）。对仅淋巴结转移的7例施行了挽救手术，其中2例生存；局部复发3例（1.7%），明显低于JCOG9807的结果，局部控制良好。另外，根据随访5年以上的结果，提示静脉浸润阳性、仅1个疗程的化学治疗、pSM2且脉管浸润阳性是复发的危险因素。

3. 讨论

通过本试验，显示了临床上对食管SM癌施行基于内镜切除和组织病理学诊断的追加治疗（随访观察或选择性CRT）这一治疗策略总体的有效性。但是，在本试验中未能与外科手术病例进行直接的生存比较，作为总生存率历史对照（historical control）的外科手术病例甚至包括浸润深度SM3的病例，而在本试验中包括可内镜切除的SM浅层病例在内，这一点在试验结果的解释上受到了制约。为了与外科切除的生存率进行比较，通过随机化比较试验进行研究是最好的方法，但内镜切除+CRT和外科切除对患者的浸润程度有很大不同，可以预想到与JCOG0502的情况一样，很难取得患者的同意。关于后者，将分析上的阈值生存率设定得比过去的外科切除或CRT的结果高，并且不只是预防性CRT组，而是通过确认全部入组病例（包括所有基于治疗前临床诊断的对象）的生存率，以提高结果的可信度。

在本试验中，积极地入组浸润深度诊断采用常规内镜检查（非放大、不联用特殊光）及EUS的综合评估而疑似为SM浸润的病例。其

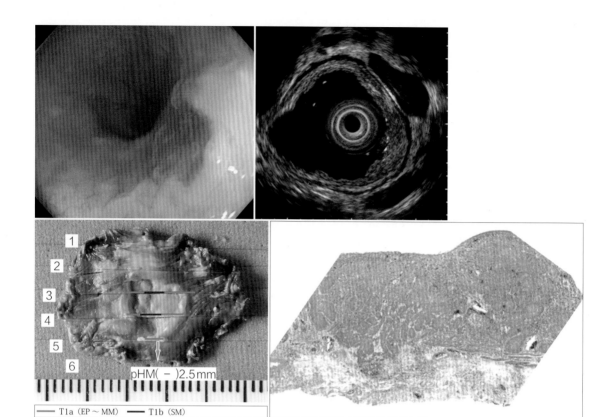

a	b
c	d

图4 JCOG0508入组病例①

a 常规内镜像。在胸部食管中段的3—5点方向见有伴明显发红、凹陷的0-Ⅱc型病变。

b EUS像。在利用细径探头的观察中，肿瘤回声为一直达到第3层（黏膜下层）的高回声，术前诊断为SM2。

c 切除标本像。癌的扩展与凹陷面一致。

d 组织病理像。在病变的中心部，癌巢越过黏膜肌层向黏膜下层浸润350μm。

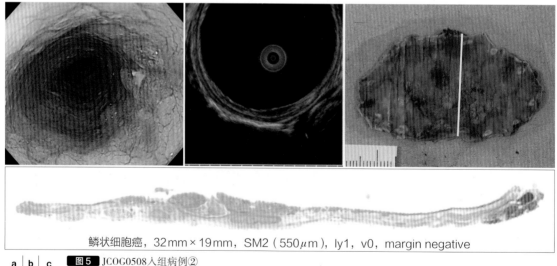

鳞状细胞癌，32mm×19mm，SM2（550μm），ly1，v0，margin negative

a	b	c
	d	

图5 JCOG0508入组病例②

a 常规内镜像。在胸部食管中段的的0～6点方向见有内部凹凸不规则的伴发红、凹陷的0-Ⅱc型病变。

b EUS像。在利用细径探头的观察中，肿瘤回声为超过第2层（黏膜层），但保持在第3层（黏膜下层）的高回声，术前诊断为SM1。

c 切除标本像。黄线部分的组织病理像如d所示。

d 组织病理像。在病变的中心部，见有越过黏膜肌层直达黏膜下层的癌的浸润，为浸润深度pSM2（550μm）。

结果，完全切除且组织病理学诊断结果为pEP或pLPM的有34例（19%），pMM有55例（31%），pSM占全部病例的49%。深部切缘阳性（除明显的阳性外，也包括挫裂和接近等在内）仅为15例（8.5%），虽然被判断为内镜切除适应证外的高度浸润病例已被适当地排除在外，但总体上有许多是被"过深判断浸润深度"的术前诊断。

2011年，日本食管学会提出食管浅表癌的放大内镜分类，通过放大内镜观察及特殊光观察的浸润深度诊断为标准的诊断方法。在指南中，对于食管浅表癌的诊断推荐使用放大内镜及EUS，通过联合使用各种方法使术前浸润深度诊断的精度进一步提高是非常重要的。

JCOG0508入组病例中，SM2癌的病例影像见**图4**、**图5**。

结束语——今后的展望

根据JCOG0508的前瞻性验证性试验的结果，证明了基于内镜治疗后的组织病理学诊断选择对食管浅表癌追加治疗这一治疗策略的安全性和有效性。根据该结果，有可能在临床上对SM癌施行相应于淋巴结转移风险的个体化治疗。今后，就在施行了追加CRT病例的复发危险因素（静脉浸润阳性和SM2且脉管浸润阳性），预定推进与外科切除病例的预后比较等进一步的研究。另外，在日常诊疗中，笔者认为今后应推进利用特殊光的影像增强内镜和放大内镜在各临床设施的广泛应用，推进基于术前诊断精度提高的个体化治疗。

参考文献

[1] Kodama M, Kakegawa T. Treatment of superficial cancer of the esophagus：a summary of responses to a questionnaire on superficial cancer of the esophagus in Japan. Surgery 123：432-439, 1998.

[2] Shimada H, Nabeya Y, Matsubara H, et al. Prediction of lymph node status in patients with superficial esophageal carcinoma：analysis of 160 surgically resected cancers. Am J Surg 191:250-254, 2006.

[3] Eguchi T, Nakanishi Y, Shimoda T, et al. Histopathological criteria for additional treatment after endoscopic mucosal resection for esophageal cancer：analysis of 464 surgically resected cases. Mod Pathol 19:475-480, 2006.

[4] Kim DU, Lee JH, Min BH, et al. Risk factors of lymph node metastasis in T1 esophageal squamous cell carcinoma. J Gastroenterol Hepatol 23:619-625, 2008.

[5] Tomita N, Matsumoto T, Hayashi T, et al. Lymphatic invasion according to D2-40 immunostaining is a strong predictor of nodal metastasis in superficial squamous cell carcinoma of the esophagus：algorithm for risk of nodal metastasis based on lymphatic invasion. Pathol Int 58:282-287, 2008.

[6] Tajima Y, Nakanishi Y, Ochiai A, et al. Histopathologic findings predicting lymph node metastasis and prognosis of patients with superficial esophageal carcinoma：analysis of 240 surgically resected tumors. Cancer 88:1285-1293, 2000.

[7] Akutsu Y, Uesato M, Shuto K, et al. The overall prevalence of metastasis in T1 esophageal squamous cell carcinoma：A retrospective analysis of 295 patients. Ann Surg 257:1032-1038, 2013.

[8] Motoori M, Yano M, Ishihara R, et al. Comparison between radical esophagectomy and definitive chemoradiotherapy in patients with clinical T1bN0M0 esophageal cancer. Ann Surg Oncol 19:2135-2141, 2012.

[9] Kato H, Sato A, Fukuda H, et al. A phase II trial of chemoradiotherapy for stage I esophageal squamous cell carcinoma：Japan Clinical Oncology Group Study（JCOG9708）. Jpn J Clin Oncol 39:638-643, 2009.

[10]Kato K, Igaki H, Ito Y, et al. Parallel-group controlled trial of esophagectomy versus chemoradiotherapy in patients with clinical stage I esophageal carcinoma（JCOG0502）. J Clin Oncol 37（suppl 4）：abstr 7, 2019.

[11]日本食道学会（編）. 食道癌診療ガイドライン2017年版, 金原出版, 2017.

[12]Akutsu Y, Kato K, Igaki H, et al. The prevalence of overall and initial lymph node metastases in clinical T1N0 thoracic esophageal cancer：from the results of JCOG0502, a prospective multicenter study. Ann Surg 264:1009-1015, 2016.

[13]Shimizu Y, Kato M, Yamamoto J, et al. EMR combined with chemoradiotherapy：a novel treatment for superficial esophageal squamous-cell carcinoma. Gastrointest Endosc 59:199-204, 2004.

[14]Kawaguchi G, Sasamoto R, Abe E, et al. The effectiveness of endoscopic submucosal dissection followed by chemoradiotherapy for superficial esophageal cancer. Radiat Oncol 10:31, 2015.

[15]Yoshimizu S, Yoshio T, Ishiyama A, et al. Long-term outcomes of combined endoscopic resection and chemoradiotherapy for esophageal squamous cell carcinoma with submucosal invasion. Dig Liver Dis 50:833-838, 2018.

[16]Minashi K, Nihei K, Mizusawa J, et al. Efficacy of endoscopic resection and selective chemoradiotherapy for stage I esophageal squamous cell carcinoma. Gastroenterology 157:382-390, 2019.

[17]Minashi K, Nihei K, Ogawa G, et al. Final analysis of single-arm confirmatory study of diagnostic endoscopic resection（ER）plus selective chemoradiotherapy（CRT）for stage I esophageal squamous cell carcinoma（ESCC）：JCOG0508. J Clin Oncol 36（suppl 15）：abstr 4023, 2018.

[18]Oyama T, Momma K. A new classification of magnified endoscopy for superficial esophageal squamous cell carcinoma. Esophagus 8:247-251, 2011.

Summary

Treatment Options for Esophageal Submucosal Cancer from the Perspective of Endoscopic Treatment, Based on The Data of JCOG0508

Keiko Minashi[1, 2], Manabu Muto[3]

Esophageal submucosal cancer has a rate of lymph node metastasis percentage of 20%-40% ; therefore, surgical resection and chemoradiotherapy are recommended. However, it is difficult to clinically diagnose the depth of invasion, especially when the tumor is relatively shallow, and to accurately detect the presence or absence of lymphovascular invasion. Clinical submucosal cancer has sometimes been diagnosed as pathological mucosal cancer, and in such cases, a more aggressive approach, such as surgery or CRT (chemoradiotherapy), is undertaken. We considered a strategy in which endoscopic treatment is preceded by an evaluation of the tumor depth and lymphovascular invasion, where additional treatment is only administered to subjects with a high risk of lymph node metastasis. JCOG0508 showed the efficacy of diagnostic endoscopic resection followed by preventive CRT. In the future, a risk assessment of recurrence in such cases should be performed before using additional CRT, and the idea of deciding on the treatment strategy based on the improvement in the accuracy of preoperative diagnosis using image-enhanced endoscopy should be promoted.

[1] Clinical Trial Promotion Department, Chiba Cancer Center, Chiba, Japan.
[2] Department of Gastroenterology, Chiba Cancer Center, Chiba, Japan.
[3] Department of Therapeutic Oncology, Kyoto University Graduate School of Medicine, Kyoto, Japan.

食管 SM 癌的治疗选择

——从外科治疗的角度

龟井 尚[1]

谷山 裕亮

佐藤 千晃

冈本 宏史

高屋 快

福富 俊明

摘要●伴有3个区域淋巴结廓清的食管癌手术已在胸腔镜手术中被广泛采用，作为一种微创的治疗手段得到了确立。除了能确切地从身体中去除癌组织之外，还具有能够进行详细病理诊断等巨大的优点。在食管SM癌的治疗上，手术和dCRT均可作为治疗选择，但是对于表现出有淋巴结转移的cStageⅡ癌则推荐术前化疗后进行手术。另一方面，对于cStageⅠ癌，从保留食管的角度，考虑将补救治疗作为二线而选择dCRT。由于治疗效果有差异，建议在经验丰富的专门临床机构进行手术。

关键词　胸腔镜下食管切除术　3 个区域淋巴结廓清

[1] 東北大学大学院医学系研究科消化器外科学　〒980-8575 仙台市青葉区星陵町 2-1　E-mail : tkamei@med.tohoku.ac.jp

前言

对于食管癌的治疗，人们想出了把内镜治疗、化学放射疗法（chemoradiotherapy, CRT）和手术联合起来的综合性治疗方法，在提高治疗效果的同时，追求对身体损伤小的微创治疗。食管 SM 癌（cT1b）的淋巴结转移率在 SM1 为 20%，在 SM2 ~ SM3 为 40% ~ 50%，在日本对食管鳞状细胞癌选择采用伴淋巴结清扫的外科手术或 50 ~ 60 Gy 的限定性 CRT（definitive CRT, dCRT）进行根治性治疗。如果将 dCRT 后的补救治疗作为必选方案的话，两者在治疗效果上不会有太大差异，目前的情况是在充分的知情同意（informed consent, IC）的基础上，根据患者的选择来确定治疗方案。本文以外科手术的选择、优点和存在的问题、手术操作为中心进行阐述。

手术的选择

对食管 SM 癌，什么样的病例应该考虑手术，这在实际临床中是一个大问题。对 dCRT 有困难的病况（有放疗史、间质性肺炎、肾功能障碍所导致的抗癌药物使用限制等）当然可以考虑手术，但笔者认为淋巴结转移的有无是一个大的分支点。

如果无淋巴结转移，只通过主肿瘤局部的治疗就完结了。dCRT 对 cT1b 的控制率非常高，几乎对所有的病例都是暂时完全有效（complete response, CR），之后只要定期进行仔细地观察，即使复发也可能通过补救治疗挽救。此时的补救治疗大多也是可以通过内镜治疗对应的情况。也就是说，保留食管的可能性大，对患者的益处大。作为显示 dCRT 有效性的临床试验，进行了对 cStage Ⅰ 的手术（食管切除术）和 dCRT 的随机对照试验 JCOG0502。据报道，由于治疗方法的巨大差异，随机化病例未能顺利积累，但研究非随机化病例的结果显示，dCRT的效果不比单独手术的效果差，且避免食管切除的5年生存率为80.4%。因此，笔者认为对于cStage I采用dCRT作为一线治疗也可以完全接受。

另一方面，有淋巴结转移的病例被判断为cStage II（食管癌处置规则为N2之前），手术治疗的比重增加。接受JCOG9907的结果，对于cStage II的标准外科治疗是新辅助化疗（neoadjuvant chemotherapy, NAC）+食管切除，其结果是cStage II、III整体上的5年生存率为55%，在亚组分析中对cStage II取得了非常好的效果。另一方面，JCOG9906的dCRT的生存率在cSatge II、III为36.8%，由于不及手术的效果，因此对dCRT持否定态度。但是必须注意的是，JCOG9906是以内科为主的试验，希望尽可能不手术而达到治愈，所以dCRT无效病例追加补救手术的比例非常低。在其后进行的JCOG0909是对于cStage II、III的dCRT后无效病例，将补救治疗作为必需的二线治疗的II期临床试验，在分析时3年生存率达到74.2%，食管保存率达到63.6%。

综上所述，对食管SM癌的一线治疗，以手术或dCRT哪个为主都可以，取决于考虑效果和生活质量（QOL）的患者的选择。其中，对cStage I（N0），在保留食管的基础上施行dCRT＞手术；对cStage II（N+），考虑到仅进行局部治疗不能根治和治疗效果，大概率是采用NAC+手术＞dCRT。无论如何，需要在具备外科、内科、放射治疗科三科诊疗体制的专业设施中，由经验丰富的医生进行充分的IC。

治疗前淋巴结转移诊断的局限性

如上所述，尽管在选择治疗方法时淋巴结转移的有无非常重要，但其诊断能力却不一定很高。淋巴结转移诊断主要通过造影CT进行，虽然可以根据淋巴结的大小、形状、造影效果、存在部位等进行判断，但即使是熟练的外科医生，其正确率也只有约70%。虽然在正电子成像术（positron emission tomography，PET）刚引进时希望能提高诊断能力，但其特异性虽高，灵敏度却不那么高，尤其是难以检出小的淋巴结转移。

另外，在食管癌病例中不论肿瘤的占据部位是哪里，都有可能转移到颈部、纵隔或腹部的任一区域的淋巴结。而且，临床上被应用于乳腺癌等的前哨淋巴结理论也不成立，即使在肿瘤附近无转移，转移到更远的区域淋巴结的病例也有不少。因此，淋巴结清扫基本上是完全清扫3个区域的广大范围。目前，利用人工智能（artificial intelligence，AI）影像诊断的食管癌淋巴结转移的研究正在被推进，其成果令人期待。

ESD相对适应证的增加和作为追加治疗的手术

考虑到保留食管的治疗，相对扩大内镜黏膜下剥离术（endoscopic submucosal dissection，ESD）的适应证，对被判断为临床SM1的病例如今也有不少选择将ESD作为一线治疗。这种ESD也有诊断的意义，从病理学上判断切除标本的切缘、浸润深度、脉管浸润，考虑追加治疗。追加治疗可以施行手术或40 Gy左右的CRT，但据报道，JCOG0508的结果显示两者的效果无显著性差异。

被认为选择手术更好的是ESD后引起狭窄的病例，从QOL的角度来看，与其进行多次食管扩张术，不如进行食管切除。另外，笔者认为对于多发性病变和碘不染区呈花斑样的食管也以选择手术治疗为宜。

手术的优点和存在的问题

外科手术是以切除食管及全部有可能转移的淋巴结为基本要求。也就是说，至少在肉眼观察上将癌组织从身体完全取出这一意义上是最可靠的治疗。另外，最大的优点是通过手术摘除的标本可以进行详细的组织病理学诊断，可以判

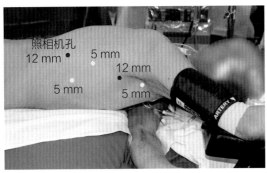

图1 体位和孔巾的配置。在第9肋间配置12 mm照相机孔，另外在第8、7、5、3肋间配置操作孔

照相机孔
12 mm
5 mm
12 mm
5 mm
5 mm
ARTERY

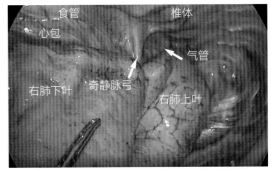

食管　　椎体
心包
气管
右肺下叶　奇静脉弓　右肺上叶

图2 右侧胸腔内的全景。图像右里侧是头侧。合并人工气胸，肺萎陷，为双侧通气麻醉

定最终的癌的进展程度和术前治疗的效果。

　　另一方面，胸部食管癌手术涉及胸部、腹部和颈部的手术操作，伴有高度的浸润性。从短期来看，不能不说是对身体损伤大的治疗。为了降低对身体的高度浸润性，临床上采取了微创手术（胸腔镜、腹腔镜手术）、通过给予少量类固醇控制浸润反应、包括早期离床方案在内的加速康复外科（enhanced recovery after surgery，ERAS）等措施。通过这些措施的联合应用，近年的食管癌手术与以前相比浸润性相当低，可以早期回归社会。术后，根据消化道结构的变化，由于每次的进食量受到限制，需要习惯经口摄取。如果经口摄取稳定了，在日常生活中几乎没有问题。

胸部食管癌的标准手术

　　对于占据部位最多的胸部食管癌来说，标准的手术有食管次全切除、胃贲门部切除、3个区域（颈部、纵隔、腹部）淋巴结切除、采用胃腔的消化道重建术。

　　过去对食管癌一直施行右开胸、开腹的手术，但1994年在日本首次施行了对食管癌的胸腔镜下食管切除术。此后，在各临床机构进行了术式、器械方面的改进，目前全食管切除术的半数以上是在胸腔镜下施行的。从2006年左右开始被报道的联合人工气胸的俯卧位胸腔镜手术有以下诸多优点：通过气胸引起的肺萎陷使纵隔膜被大大展开；以最低限度完成对心脏、

肺脏的挤压操作；因气胸的压力导致出血量少；由于出血和渗出液因重力而潴留于腹侧使得术野得以保持干燥；通过双侧通气麻醉，术后的肺部并发症少。虽然施行切除和清扫时对患者的浸润与以往的手术为同等程度，但有可能减轻了手术本身的浸润，所以现在被广泛采用。另外，从2018年开始，机器人辅助食管癌手术被纳入保险范围，有望实现更微创、并发症更少的手术。

手术的设定

　　可全身麻醉的具有心肺功能的几乎全部病例均适合进行手术治疗，术前化疗病例、术前化学放射疗法病例、补救手术也一样。在食管SM癌不引起梗阻，不需要营养辅助疗法。通过双侧通气施行麻醉。插管后，采取大致接近于完全俯卧位的半俯卧位体位。胸腔内入路以5个开口为基本要求，留置于第9、8、7、5、3肋间（**图1**）。CO_2气胸以$6 \sim 8$ mmHg维持。

手术的实际操作

　　施行了人工气胸的右侧胸腔的整体像如**图2**所示。手术操作如下：分别在下、中、上纵隔处，使应切除的淋巴结附着于食管侧后进行剥离；在适当的部位切离分布于食管的血管和神经，使其游离于食管。各淋巴结被编号，按肿瘤占据的各部位确定分组（**图3**）。标准的清扫范围为廓清2组以上，而其中的上纵隔淋巴结从

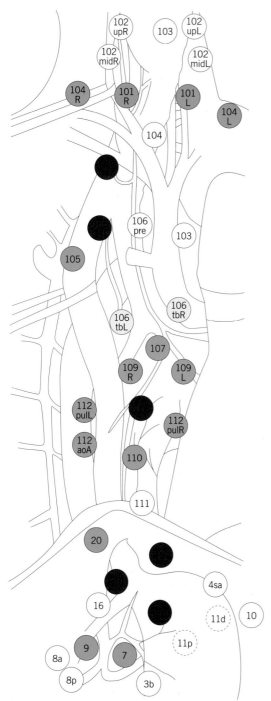

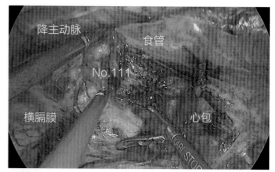

图4 心包面。露出右横膈膜脚，廓清横膈膜上的淋巴结No.111

图3 按照食管癌处置规则的淋巴结编号。在占据部位为胸部中部的Mt食管癌，施行由颈部锁骨上直至腹部的2组淋巴结的廓清
〔根据"日本食道学会（编）．临床・病理食道癌取扱い规约，第11版．金原出版，p 18, 2015"制作〕

转移率和预后改善效果来看尤为重要，要求准确无误的廓清。

1. 中下纵隔腹侧的廓清

沿着右肺缘，将胸膜的切离推进到头侧，到达奇静脉弓。在横膈膜侧将胸膜的切离线设定于右横膈脚的肌肉束上缘向前推进，沿着露出的右横膈脚和食管之间剥离。因为食管和心包之间很容易剥离，所以要大范围剥离直到食管左侧。通过剥离心包面露出下肺静脉下缘，清扫左右的肺系膜淋巴结No.112pul。在廓清横膈膜上淋巴结No.111时，就像从心包剥离面和横膈脚面的两侧夹住一样，与包含淋巴结的脂肪一起廓清（**图4**）。

2. 中下纵隔背侧的廓清

从奇静脉弓朝向尾侧切开食管背侧的胸膜。在cT1b病例中保留胸管。在边暴露降主动脉表面边处理食管固有动脉时，越过对侧胸膜可以透见左肺。沿着残留对侧胸膜的这一层广泛进行剥离，廓清胸主动脉淋巴结No.112aoA（**图5**）。将该廓清操作推进到尾侧，在横膈膜上，确认左横膈脚的肌束，使其与腹侧的线连续。

3. 奇静脉弓处理和右支气管动脉的确认

在奇静脉弓背面可以确认右支气管动脉。虽然其走行的变异很大，但大多与第3肋间动脉形成共同的主干，末梢分为2个分支：分布于支气管下淋巴结No.109R的分支和分布于头侧气管侧的分支。在奇静脉弓的头侧切开胸膜，充分确保奇静脉弓的背面，使用线性吻合器

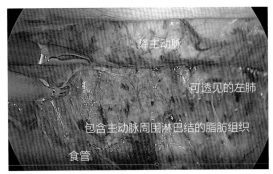

图5 食管的左侧。清扫包含主动脉周围淋巴结No.112aoA在内的脂肪组织。可以隔着胸膜看到左肺

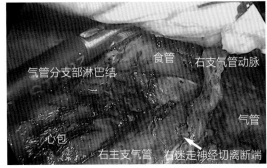

图6 支气管下。廓清气管分支部淋巴结No.109R、No.107、No.109L。使形成一块向食管侧附着的形态，掀开后

（linear stapler）切离。

4. 气管分支部的清扫

当将心包面的剥离推进到头侧时，气管分支部淋巴结No.107、主支气管下淋巴结No.109与心包之间被剥离。在先施行该操作之后，沿着右主支气管下缘的软骨，在不损伤淋巴结的前提下依次将淋巴结廓清。可以确认右迷走神经的肺支，保留沿右主支气管上走行的神经。肺支与术后的咳嗽反射有关，应注意保留。然后，在食管支分开的部分切离右迷走神经主干。一边将食管推压到背侧，一边从气管分支部、左支气管下缘的软骨清扫No.107、No.109L淋巴结（**图6**）。通过该操作，No.109R、No.107、No.109L的大部分以附着于食管的形式被游离出来。剩下的是No.109L的末梢侧和左迷走神经食管支，通过它们使食管中段处于被固定的状态。

5. 右喉返神经的确认和No.106recR的廓清

沿着右迷走神经将胸膜朝向头侧切离，直到锁骨下动脉被露出的位置。将切离的胸膜牵拉到背侧，切离来自右迷走神经的食管支，沿气管膜样部和食管之间充分剥离。通过该操作，胸部食管上段附近淋巴结No.105被廓清，附着于食管上。之后，当从锁骨下动脉尾侧沿着呈屏风状被牵拉的组织和迷走神经之间剥离时，可以确认朝向动脉的略尾侧，向术野深处走行的右喉返神经（**图7**）。沿着喉返神经仔细地剥离，当锐性地切离有数根的食管支时，神经

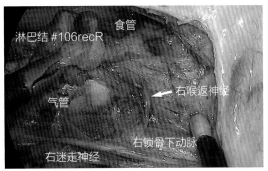

图7 右喉返神经的确认。应廓清的组织被牵拉到了神经的尾侧

就会逃离到头侧。在这种状态下，No.105及右喉返神经淋巴结No.106recR以附着于食管右侧的形式被廓清。

6. 切离左迷走神经食管支，准备左上纵隔的廓清

为了在廓清左上纵隔时悬吊起食管，在改善食管的可动性的同时，确保其全周。当在左主支气管的上缘确保食管全周牵引食管时，由于从上方可以辨识左主支气管膜样部和残留的末梢侧的No.109L，将其剥离。接着，因为可以确认左迷走神经食管支，将其切离。通过该操作，固定中下部食管的组织全部被切离。悬吊起食管，通过助手将气管旋转到右侧，从而展开气管左侧。

7. 左喉返神经的确认及No.106recL的清扫

当沿着气管软骨左缘剥离时，作为包含左喉返神经的淋巴结链（lymphatic chain），左喉返神经淋巴结No.106recL附着于食管侧。如果

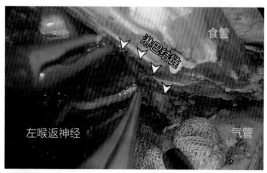

图8 悬吊起的包括被廓清到食管侧（图像上方）的左喉返神经淋巴结在内的淋巴结链（lymphatic chain）（箭头所指）和被保留的喉返神经

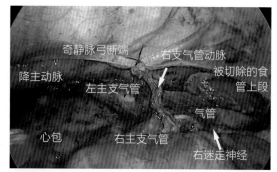

图9 胸部操作结束时的术野。纵隔的淋巴结被廓清，在肿瘤的口侧食管被假切断

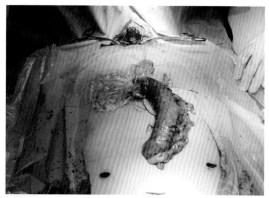

图10 在体外设计并制作了以胃网膜右动脉为营养血管的胃管。之后，施行向颈部的上举

将淋巴结链剥离后掀起到食管侧，就可以看到左喉返神经。沿着神经的走行剥离，当像掀开包含有淋巴结的脂肪组织一样提起时就能确认喉返神经食管支。当将其锐性切离时，神经分离，No.106recL 以附着于食管侧的形式被廓清（图8）。喉返神经尾侧一直确认到主动脉弓下的折返部，作为 No.106recL 的廓清下缘。胸部操作结束时的术野如图9所示。

8. 腹部淋巴结廓清和胃腔成形

将体位由俯卧位变换为仰卧位。因为腹部操作需要小心地处理重建胃，施行了手辅助腹腔镜手术（hand-assisted laparoscopic surgery, HALS）。术者将左手插入到腹腔内后形成气腹，边握住胃边展开，廓清操作在腹腔镜下进行。廓清淋巴结基本为：左右贲门部 No.1、No.2，小弯 No.3a，左胃动脉干 No.7，腹腔动脉周围

No.9。通过在清扫胃网膜左动脉、胃短动脉、胃左动脉的同时进行切离，使带有淋巴结的胃充分被游离。另一方面，由于重建胃腔依靠胃网膜右动脉可以维持血流，所以确实保留了这个弓形组织。将纵隔内假切断的食管拉出到腹腔内后，切离胃的小弯～贲门部，形成胸腔胃，但这种设计在腹腔外进行更为可靠（图10）。形成的胸腔胃通过后纵隔途径或胸骨后途径一直延伸至颈部。

9. 颈部淋巴结廓清及残留食管胃管吻合

设置颈部环状切口，当左右均从颈总动脉内侧进行剥离时，与胸腔内连通。在该视野中暴露喉返神经，边确认边廓清颈部食管旁淋巴结 No.101，与胸腔内操作的 No.106rec 相连续，确实完成上纵隔～颈部淋巴结的廓清。另外，也廓清双侧锁骨上淋巴结 No.104，然后吻合颈部残留食管和上举胃腔。因为吻合时无论是手工缝合还是器械吻合都可以，以各临床机构习惯的方法进行。

10. 术后管理及术后并发症

目前加速康复外科（ERAS）取得了进展，虽然术后立即拔管，但在呼吸和循环方面未发生太大问题。术后第2日还让患者在 ICU 站立，术后第3天尽早开始步行训练（图11）。典型的术后并发症有喉返神经麻痹、肺炎等呼吸系统并发症以及缝合不全。喉返神经麻痹是由于术中的牵拉操作所致，绝大部分是暂时性的，3个月左右就会恢复，但临床上成问题的是，不

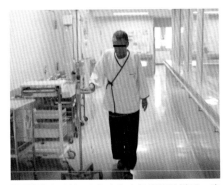

图 11 术后第3日在病房步行训练的样子。胸腔引流管已经被拔去

仅是声音沙哑，还可能因误吸而引起肺炎。肺并发症因双肺通气麻醉和早期的离床康复治疗而发病率在减少。为了预防缝合不全，正在尝试通过吲哚菁绿（indocyanine green, ICG）荧光法等对胃管血流进行评估。缝合不全以保守治疗为原则，但在明确形成脓肿等情况下，重要的是不失时机地采取适当的应对措施，包括外科处置。

结束语

　　手术作为能够去除癌的可靠的根治性治疗，即使对于食管 SM 癌手术所发挥的作用也非常大。在食管癌手术中，内镜手术得到普及，为一种安全、微创的手术，与术后管理一起有了很大的进步，但是由于治疗效果有差异，还是建议在经验丰富的专业临床机构进行手术。

参考文献

[1] 龟井尚, 宫田刚, 小野寺浩, 他. 切除可能食道癌に対する治療戦略—salvage治療を付加した化学放射線療法と根治手術の成績. 臨消内科 26:1381-1387, 2011.

[2] Ando N, Kato H, Igaki H, et al. A randomized trial comparing postoperative adjuvant chemotherapy with cisplatin and 5-fluorouracil versus preoperative chemotherapy for localized advanced squamous cell carcinoma of the thoracic esophagus (JCOG9907). Ann Surg Oncol 19:68-74, 2012.

[3] Kato K, Muro K, Minashi K, et al. Phase II study of chemoradiotherapy with 5-fluorouracil and cisplatin for stage II-III esophageal squamous cell carcinoma：JCOG trial (JCOG 9906). Int J Radiat Oncol Biol Phys 81:684-690, 2011.

[4] Nomura M, Kato K, Ando N, et al. Comparison between neoadjuvant chemotherapy followed by surgery and definitive chemoradiotherapy for overall survival in patients with clinical Stage II/III esophageal squamous cell carcinoma (JCOG1406-A). Jpn J Clin Oncol 47:480-486, 2017.

[5] Akutsu Y, Kato K, Igaki H, et al. The prevalence of overall and initial lymph node metastases in clinical T1N0 thoracic esophageal cancer：from the results of JCOG0502, a prospective multicenter study. Ann Surg 264:1009-1015, 2016.

[6] 龟井尚. 食道癌低侵襲手術の変遷と展望. 胸部外科 73:49-56, 2020.

[7] 日本食道学会 (編). 食道癌診療ガイドライン 2017年版. 金原出版, 2017.

[8] 岡本宏史, 谷山裕亮, 小玉岳, 他. 食道癌の周術期栄養管理とリハビリテーション. 消外 43:171-178, 2020.

[9] Akaishi T, Kaneda I, Higuchi N, et al. Thoracoscopic en bloc total esophagectomy with radical mediastinal lymphadenectomy. J Thorac Cardiovasc Surg 112:1533-1540, 1996.

[10] Palanivelu C, Prakash A, Senthilkumar R, et al. Minimally invasive esophagectomy：thoracoscopic mobilization of the esophagus and mediastinal lymphadenectomy in prone position—experience of 130 patients. J Am Coll Surg 203:7-16, 2006.

[11] Teshima J, Miyata G, Kamei T, et al. Comparison of short-term outcomes between prone and lateral decubitus positions for thoracoscopic esophagectomy. Surg Endosc 29:2756-2762, 2015.

[12] 日本食道学会 (編). 臨床・病理食道癌取扱い規約, 第11版. 金原出版, p18, 2015.

[13] Tachimori Y, Ozawa S, Numasaki H, et al. Efficacy of lymph node dissection by node zones according to tumor location for esophageal squamous cell carcinoma. Esophagus 13:1-7, 2016.

Summary

Treatment Options for Esophageal Submucosal Cancer, from the Viewpoint of Surgery

Takashi Kamei[1], Yusuke Taniyama, Chiaki Sato, Hiroshi Okamoto, Kai Takaya, Toshiaki Fukutomi

Thoracoscopic esophagectomy with three-field lymphadenectomy is a minimally invasive treatment that has been widely adopted, and it has a great advantage of not only removing carcinoma with a high level of certainty but also providing detailed pathological diagnosis. Although both surgery and dCRT (definitive chemoradiotherapy) are treatment options for submucosal esophageal cancer, if there is lymph node metastasis, that is, cStage II, surgery is recommended after neoadjuvant chemotherapy. Conversely, dCRT followed by an optional salvage treatment should be considered for cStage I cancer, from the viewpoint of esophageal preservation. Esophageal surgery in a specialized institute with experience is recommended because of the good prognosis.

[1] Department of Surgery, Graduate School of Medicine, Tohoku University, Sendai, Japan.

食管 SM 癌的治疗选择

——从根治性 CRT 的角度

伊藤 芳纪[1]

小林 玲

村上 幸三

加藤 正子

今井 敦

师田 窗香

新城 秀典

新谷 晓史

小泽 由季子

丰福 康介

西村 慧美

关本 笃人

宫浦 和德

加贺美 芳和

摘要● 在食管癌诊疗指南中，对于cStageⅠ（cT1b）食管癌的根治性化学放射疗法（CRT）被推荐为在不进行作为标准治疗的外科切除术的情况下可以谋求保留食管的治疗选择。根据近年报道的JCOG0502的结果，人们了解到根治性CRT的5年生存率与食管切除术之间无显著性差异，其最大的优点是5年食管保留生存率达80.4%。作为研究课题是在不增加迟发性不良事件的情况下，抑制所属淋巴结区域的复发。目前，正在进行预防性淋巴结区域照射（JCOG1904）、强度调制放射治疗、质子治疗和重粒子治疗等粒子线治疗以及新型抗癌药物联合治疗的技术开发。

关键词 食管癌　化学放射疗法（CRT）　放射疗法　三维适形放射治疗　迟发性不良事件

[1] 昭和大学医学部放射線医学講座放射線治療学部門
〒 142-8666 東京都品川区旗の台 1 丁目 5-8　E-mail : yito@med.showa-u.ac.jp

前言

1992 年，由美国放射治疗肿瘤协作组（Radiation Therapy Oncology Group, RTOG）实施的随机对照试验（RTOG8501）结果显示，对于食管癌的根治性化学放射疗法（chemoradiotherapy, CRT）与单独放射疗法相比能明显提高生存率，因此，在日本也开始通过根治性 CRT 的临床试验进行治疗技术的开发。在《食管癌诊疗指南（2017 年版）》中，推荐根治性 CRT 对于体力状态（performance status, PS）良好的临床（clinical, C）Stage Ⅳa 作为标准治疗；对于可切除的 cStage Ⅰ（T1b,

submucosal layer, SM）、cStage Ⅱ / Ⅲ，在不进行标准治疗的外科切除术的情况下，可作为试图保留食管的治疗选择方案。

本文介绍了对于 cStage Ⅰ 食管癌的根治性 CRT 的临床试验结果和治疗的实际，以及以提高治疗效果为目的的治疗技术的开发情况。

对于食管癌的根治性CRT 的治疗技术开发

日本的根治性 CRT 的治疗技术开发，首先以不能切除或手术治疗效果不佳的 cStage Ⅳa 食管癌为对象进行，其有效性已得到确认。对可切除的 cStage Ⅰ（T1b）、cStage Ⅱ / Ⅲ 食

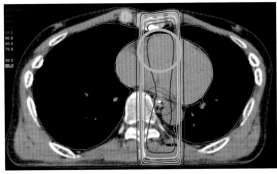
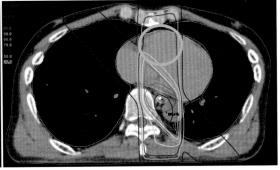

图1 在心脏水平的剂量分布图［前后对向双向照射vs前后斜向4向照射（多向照射）］

a 前后对向双向照射。每次与原发灶一样，对心脏的前侧照射处方剂量的95%的剂量。

b 前后斜向4向照射。每次对心脏的前侧照射处方剂量的约60%剂量。照射于心脏前侧的剂量比双向照射低，对心脏的损伤小。

管癌的标准治疗是伴胸部、腹部 2 个区域或颈部、胸部、腹部 3 个区域的淋巴结廓清的食管切除术［cStage Ⅱ / Ⅲ 为术前顺铂（cisplatin, CDDP）+ 氟尿嘧啶（5-fluorouracil, 5-FU），2 个疗程］。但是，与其他癌瘤相比，由于手术浸润较大，所以在患者不希望手术的情况下，作为一种新型的微创治疗，正在分为 cStage Ⅰ、cStage Ⅱ / Ⅲ 进行谋求保留食管的根治性 CRT 的治疗技术开发。

对于cStageⅠ食管癌的根治性CRT的临床试验结果

1. JCOG9708

日本临床肿瘤学组（Japan Clinical Oncology Group，JCOG）食管癌学组从 1997 年开始以 cStage Ⅰ 食管癌为对象实施了 CDDP + 5-FU 联合 CRT 的 Ⅱ 期临床试验（JCOG9708）。治疗方案为：放射线总剂量 60 Gy/30 次，同时联用 CDDP 70 mg/m^2（第 1、29 日）和 5-FU 700 mg/m^2（第 1 ~ 4 日、第29 ~ 32 日）。考虑到根治性CRT 后的病变残留和对于复发的挽救性手术并发症的增加，将放射治疗的靶体积仅设定于原发灶（原发灶和头尾侧3 cm范围）。另外，考虑到骨髓抑制和食管炎等急性不良事件，照射30 Gy后必须进行1周的放射治疗预定休止期。

本试验入组了 72 例（T1a 15 例，T1b 57 例），完全缓解（complete response, CR）率为 87.5%，4 年生存率为 80.5%，急性期不良事件（非血液毒性）仅在 1.4% 的病例见有 Grade 3 的 AST/ALT 升高，未发现 Grade 4 以上的病例。这一生存率与日本全国登记的外科手术效果相比毫不逊色，根治性 CRT 作为保留食管疗法被认为是一种微创而很有希望的方案。

2. JCOG0502

JCOG 食管癌学组为了提供可靠性高的证据，以 cStage Ⅰ（仅 T1b）为对象，从 2005 年开始实施了相对于标准治疗食管切除术的、验证根治性 CRT 非劣性的食管切除术和 CDDP + 5-FU 联用 CRT 的随机对照试验（JCOG0502）。在该试验中，由于预想到患者很难同意完全不同治疗方法的随机化，因此在患者拒绝随机化的情况下，根据患者本人的意愿，决定也允许患者参加可以选择治疗方法的非随机化部分的试验。根治性 CRT 的治疗方案采用了对于 cStage Ⅰ 食管癌的唯一的 Ⅱ 期临床试验 JCOG9708 的方案。CDDP 和 5-FU 的用法与 JCOG9708 相同，但放射治疗在原发灶位于胸部食管中段和胸部食管下段的情况下，为了减轻心脏毒性，强烈推荐 3 向以上的多向照射（**图1**）。另外，考虑到放射治疗总治疗期延长导致的治疗效果下降，取消了放射治疗的预定休止期。

最终随机化试验部分只登记了 11 例，非随

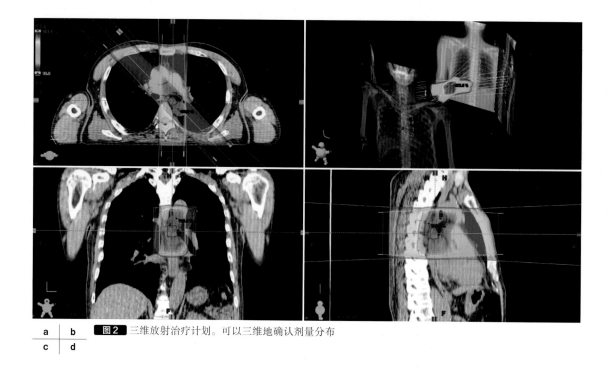

c | d

图2 三维放射治疗计划。可以三维地确认剂量分布

机化试验部分入选了 368 例。在 2019 年 1 月的消化系统癌症研讨会上报道了非随机化试验部分的分析结果，食管切除术组的 5 年生存率为 86.5%，根治性 CRT 组为 85.5%，两组未见显著性差异。关于 5 年无主要恶化生存率（以不能通过内镜治疗切除治愈的恶化/复发病变及死亡为不良事件），在食管切除术组为 81.7%，根治性 CRT 组为 71.6%，在后者较低。根治性 CRT 组的 CR 率为 87.3%。关于安全性方面，Grade 3 ~ 4 的急性期不良事件（非血液毒性）在食管切除组为 40.1%，在根治性 CRT 组为 26.1%，在后者较低；Grade 3 以上的迟发性不良事件在食管切除组为 7.1%，在根治性 CRT 组为 7.3%，两组之间无显著性差异。治疗相关死亡在手术组为 1.0%，在根治性 CRT 组为 0%。

根据这些结果，可以得出根治性 CRT 和食管切除术均可以成为标准治疗之一的结论。关于根治性 CRT 的最大优点——食管保留方面，5 年食管保留生存率为 80.4%。

3. 挽救性治疗

对于根治性 CRT 后的原发灶残留病变和

CR 后的复发病变，通过施行挽救性内镜治疗或挽救性手术可以达到根治的目的。因此，根治性 CRT 的生存率为包括挽救性治疗在内的治疗效果。作为残留/复发后的治疗，在 JCOG9708 中施行了挽救性内镜治疗 16 例（占后期治疗的 44.4%），挽救性手术 6 例（占后期治疗的 17%）；在 JCOG0502 中施行了挽救性内镜治疗 57 例（占后期治疗的 28.1%），挽救性手术 21 例（占后期治疗的 36.8%），未见严重不良事件发生。另外，近年来在怀疑为黏膜下深层和固有肌层浅层浸润时，在患者不能耐受手术或拒绝手术的情况下，挽救性光动力学疗法（photodynamic therapy，PDT）是治疗选项。

三维放射治疗计划系统

现在三维放射治疗计划装置已普及，三维放射治疗计划成为可能，三维适形放射治疗可标准化施行（**图2**）。JCOG0502（仅针对原发灶，60 Gy/30 次）的靶体积和照射野的设定示例如**图3**所示。大体肿瘤靶区（gross tumor volume，GTV）是可以用肉眼确认的肿瘤

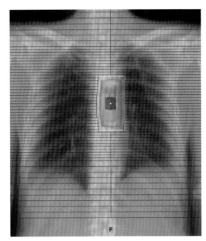

图3 靶体积和照射野的设定示例（正面）。金属夹（蓝色区域），GTV（红色区域），CTV（绿色区域）：从GTV向头侧和尾侧增加2 cm余量；PTV（浅蓝色区域）：从CTV向左右背腹和头尾方向增加1 cm余量；照射野：从PTV向各方向增加0.5 cm余量

的进展和存在区域，设定原发灶、淋巴结转移和其他的转移。由于浅表癌不能通过 CT 和 X 线透视扫查出病变，所以在放射治疗计划 CT 前，通过在内镜下把金属夹夹到病变的近端和远端，GTV 的范围就明确了（**图4**）。由于金属夹往往过一段时间就会脱落，所以需要在施加金属夹后马上进行放射治疗计划 CT 摄影或治疗体位下的单纯 X 线摄影。

临床靶区（clinical target volume, CTV）是指除了可以明确确认的肿瘤之外，还包括虽然不明确但在临床上被怀疑有癌进展部分的范围，即相当于与 GTV 邻近的微观进展范围和淋巴结区域。作为食管原发灶的 CTV，在 GTV 的头侧和尾侧增加 2 ~ 4 cm 后进行设定。在 JCOG0502 中，在头侧和尾侧加上 2 cm 的余量后设定（**图3**）。

另外，考虑到呼吸性移动和每次照射的设定误差，在 CTV 的左右和背腹方向上增加 0.5 ~ 1 cm 的余量、在头尾方向上增加 1 ~ 2 cm 的余量设定计划靶区（planning target volume, PTV）（**图3**）。由于在照射野边缘剂量降低，实际照射野是在 PTV 的各个方向上加上 0.5 cm 的余量后设定的（**图3**）。

在三维放射治疗计划中，通过三维确认从各个方向光束配置计算出的剂量分布，可以通过对剂量 – 体积直方图（dose-volume histogram, DVH）的分析计算出对肿瘤及各正常组织的照射体积值，通过客观评估计划内容，选择并决定最佳治疗计划（**图5**）。

以提高对cStageⅠ食管癌的根治性CRT治疗效果为目的的治疗技术开发情况

目前，为了提高根治性 CRT 的有效性，正

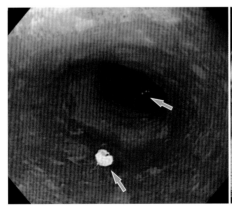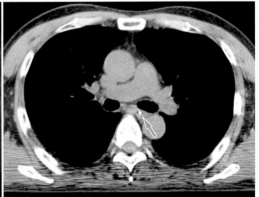

a | **b** ｜ **图4** 金属夹留置。通过在内镜下将金属夹（蓝色箭头所指）留置于原发灶的口侧和肛侧，可在放射治疗计划CT上准确掌握病变的位置

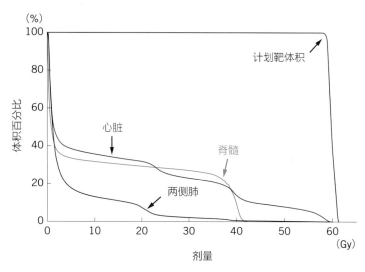

图5 DVH解析。横轴为剂量，纵轴为体积，可算出对肿瘤及正常组织的照射体积值。所谓的理想的照射治疗计划，是对计划靶体积（红线所示）的95%照射处方剂量（在这种情况下为60 Gy）的剂量，且对正常组织（两侧肺、心脏、脊髓）分别照射各限制剂量以下剂量的计划（例如，脊髓的最大剂量不超过45 Gy等）

在进行对淋巴结区域的预防照射、新型抗癌药的联合使用、新的照射技术和治疗仪器的开发等。下面进行简单介绍。

1. 预防性淋巴结区域照射

根据JCOG0502的结果，根治性CRT组在生存率方面不逊色于食管切除组，认为可以作为标准治疗方法之一，但在无主要恶化生存率方面不如食管切除组，其原因除了源自被保留食管的复发以外，还有所属淋巴结区域内的复发。在JCOG0502中，仅局部区域复发的病例中，27%是照射范围外的复发。笔者认为，通过抑制这种所属淋巴结区域的复发，可以提高无主要恶化生存率。

实际上，在JCOG0502的次要因素分析中，研究了食管切除组的病理学淋巴结转移率和转移部位，了解到即便是诊断为cStage Ⅰ，在病理学上也有27%的淋巴结转移率，转移部位广泛涉及第2组和第3组淋巴结。根据这些研究结果，可以期待引入了包括对所属淋巴结区域的预防照射在内的照射体积的根治性CRT的有效性，2020年7月由JCOG食管癌学组和JCOG放射治疗学组开始实施了验证对于cStage Ⅰ（cT1b）食管癌的总剂量降低和预防照射意义的随机对照试验（JCOG1904）。对本试验的标准治疗组施行不包括预防照射的CRT（JCOG0502方案），对试验治疗组施行包括预防照射的CRT，主要终点（primary endpoint）为5年无主要恶化生存率，期待能提高10%。但是，需要注意的是，由于照射范围变大，心包积液、胸腔积液和肺炎之类的心、肺损伤等严重迟发性不良事件的发生率有可能增加。在关于对cStage Ⅰ食管癌施行大范围预防性淋巴结区域照射（在原发灶占据部位为胸部食管上段的情况下也包括胃周围淋巴结区域在内）的根治性CRT（总剂量60 Gy，对向双向照射）的报道中，5年时的Grade 3以上的迟发性不良事件的发生率高达14%。

另一方面，在以cStage Ⅱ / Ⅲ为对象的根治性CRT的非随机验证试验（JCOG0909）中，以由RTOG施行的总剂量50.4 Gy和64.8 Gy的随机对照试验（RTOG9405）的结果未能发现64.8 Gy的优越性为依据，考虑到挽救性治疗的

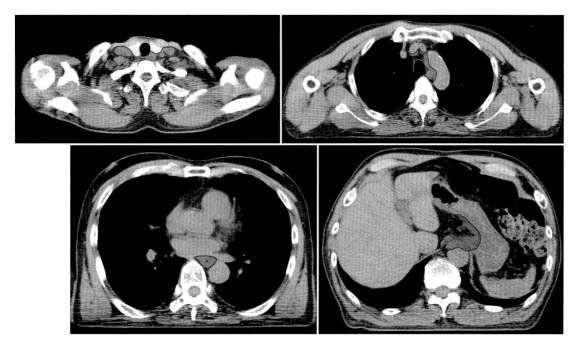

<table>
<tr><td>a</td><td>b</td></tr>
<tr><td>c</td><td>d</td></tr>
</table>

图6 所属淋巴结区域的CTV轮廓（蓝色区域）的示例
a 锁骨上的高度。
b 上纵隔的高度。
c 下纵隔的高度。
d 胃周围的高度。

并发症和为了减轻迟发性不良事件，将总剂量定为50.4 Gy。另外，原发灶占据部位为胸部食管上段的情况下，将预防照射范围的尾侧规定为一直到气管分支下淋巴结区域；原发灶占据部位为胸部食管中段/下段的情况下，因为有转移的可能性，和以往一样将预防照射范围设定为从上纵隔到腹部，但为了减轻心脏毒性，必须进行多向照射。联合化疗方案也与RTOG9405试验的方案相同，采用了5-FU 1,000 mg/m²（第1～4日、第29～32日）和CDDP 75 mg/m²（第1日、第29日）。根据JCOG0909的分析结果，Grade 3以上的迟发性不良事件的发生率仅为8.3%，也未发现与治疗相关的死亡。

根据以上结果，对JCOG1904的试验治疗组采用JCOG0909方案，5-FU 1,000 mg/m²（第1～4日、第29～32日）和CDDP 75 mg/m²（第1日、第29日）同时联用，对淋巴结区域施行预防性照射41.4 Gy后，聚焦于原发灶照射9.0

Gy（总剂量50.4 Gy）。

关于食管癌所属淋巴结区域的CTV的轮廓设定问题，虽然没有国际性的指南，但在《放射治疗计划指南（2016年版）》中，以骨、血管、肌肉、肺等正常脏器为标志，规定了食管癌处置规则的各淋巴结序号的区域。所属淋巴结区域的CTV轮廓的示例如**图6**所示。另外，以《放射治疗计划指南（2016年版）》中记载的根据原发灶占据部位的预防性淋巴结区域照射的淋巴结区域的示例为参考设定靶体积和照射野的示例如**图7**所示。目前正在实施的JCOG1904中的两组靶体积和照射野的示例如**图8**所示。

2. 联合化学疗法的开发

为了提高有效性，国内外正在进行联合使用新型抗癌药的根治性CRT的治疗技术开发。关于细胞毒性抗癌药奥沙利铂（oxaliplatin），在法国实施了以不能切除的局部晚期食管癌为对象，验证奥沙利铂＋亚叶酸＋5-FU（FOLFOX）

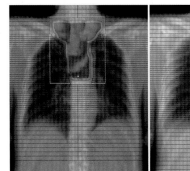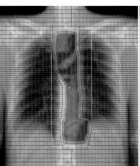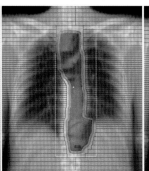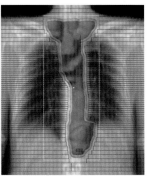

a | b | c | d

图7 预防性淋巴结区域照射的靶体积和照射野的设定示例（正面）

a 胸部食管上段。

b 胸部食管中段。

c 胸部食管下段。

d SM以深的原发灶存在于胸部食管上段和胸部食管下段的情况。所属淋巴结区域的CTV（蓝色区域）、腹腔动脉（红色区域）、PTV（黄色区域）：从CTV向左右背腹和头尾方向增加1 cm余量；照射野：从PTV向各方向增加0.5 cm余量。

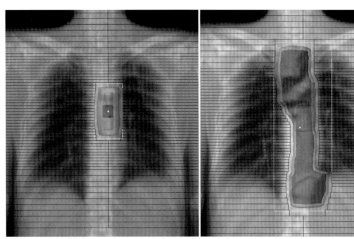

a | b

图8 JCOG1904的照射体积和照射野的示例（原发灶占据部位在胸部食管中段的情况，正面）

a 标准治疗。对原发灶的PTV（浅蓝色区域）60 Gy/30次照射。

b 试验治疗。对原发灶和所属淋巴结区域合起来的PTV（黄色区域）41.4 Gy/23次照射后，聚焦于原发灶的PTV（浅蓝色区域）9.0 Gy/5次照射（总剂量50.4 Gy）。原发灶部位为胸部食管中段和胸部食管下段的情况下，无论哪一组都必须接受多向照射。

联合 CRT（50 Gy/25 次）相对于 CDDP + 5-FU 联合 CRT（50 Gy/25 次）的优越性的随机对照试验（PRODIGE 5/ACCORD 17 试验），中位生存期在 CDDP + 5-FU 组为 17.5 个月，FOLFOX 组为 20.2 个月，与主要终点（primary endpoint）无恶化生存期在组间均无显著性差异。不良事件方面，虽然在 FOLFOX 组 Grade 1～2 的外周神经损伤较多，但与 CDDP + 5-FU 组相比治疗相关死亡较少（1.1% vs 6.4%），脱发和 Cr 升高的概率也较低。根据该试验结果，将 FOLFOX 联合 CRT 定位为 CDDP 不耐受病例的选择之一。

关于分子靶向药物方面，一直希望通过与 CRT 的联合使用能够提高疗效，但在表皮生

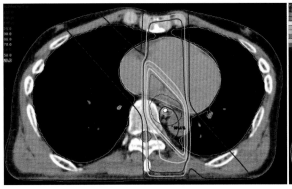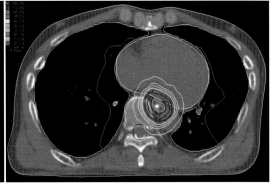

图9 三维适形放射治疗和IMRT的剂量分布
a 三维适形放射治疗。
b 调强放射治疗（IMRT）。在IMRT中，剂量分布与PTV的形状一致，与三维适形放射治疗相比，对心脏的高剂量照射范围减少了。

长因子受体（epidermal growth factor receptor, EGFR）抑制剂西妥昔单抗（cetuximab）的治疗技术开发方面，在英国实施的观察西妥昔单抗对CDDP + 卡培西他滨（capecitabine）联合CRT（50Gy/25 次）方案的附加效果的随机对照Ⅱ / Ⅲ期试验（SCOPE1）和在美国实施的观察西妥昔单抗对CDDP + 紫杉醇（paclitaxel, PTX）联合CRT（50.4 Gy/28 次）方案的随机对照试验（RTOG0436）的结果，均未显示西妥昔单抗所产生的延长生存期效果。

另外，免疫检查点抑制剂（抗PD-1抗体药、抗PD-L1抗体药）是近年来备受期待的药物。抗PD-1抗体药有纳武单抗（nivolumab）、帕博利珠单抗（pembrolizumab）等，抗PD-L1抗体药有阿替利珠单抗（atezolizumab）、度伐利尤单抗（durvalumab）等。据报道，对Ⅲ期非小细胞肺癌，根治性CRT后应用度伐利尤单抗可延长无复发生存期和总生存期。在食管癌的根治性CRT方面，也期待能开发出联合免疫检查点抑制剂的治疗方案，目前以局部晚期病例为对象正在进行临床试验。

3. 放射线照射技术和仪器的开发

作为放射线照射技术的治疗技术开发，人们也期待着能够通过调强放射治疗（intensity modulated radiotherapy, IMRT）和粒子线治疗等

新的照射技术和治疗设备提高疗效和减轻不良事件。IMRT是三维适形放射治疗的改进形式，是基于逆向治疗计划（inverse plan），通过从多个方向照射在空间和时间上不均一的具有放射强度的照射光束，获得在病灶部最佳剂量分布的放射治疗方法。由于是从多个方向照射，在对胸部区域进行治疗时，需要注意因对肺部的低剂量照射体积的增加所引起的严重肺炎增加的风险，为了正确照射而采取的呼吸性移动对策也很重要。近年来报道，与三维适形放射治疗相比，IMRT的不良事件发生率较低。对于cStageⅠ胸部食管癌的IMRT剂量分布如**图9**所示。

另外，关于治疗仪器的开发，列举出有质子治疗、重粒子治疗等粒子线治疗。粒子线治疗与通过X线照射的治疗相比，具有剂量分布的优越性和重粒子射线治疗的生物效应比高等优点，还有待于通过包括联合化学疗法在内的临床试验进行评估。

结束语

本文就对于cStageⅠ食管癌的根治性CRT的治疗效果和存在的问题、技术开发情况进行了阐述。虽然标准治疗仍是食管切除术，但在选择治疗方法时，根据JCOG0502的结果，可以为患者提供关于CR率、5年生存率以及根治

性 CRT 的优点——5 年食管保留生存率的准确数据。根据 JCOG0508 的结果，虽然在临床怀疑为 SM1 ~ SM2，根据肿瘤直径、环周性可以施行内镜治疗的情况下先行内镜治疗，在确认病理结果之后采取随访观察、施行预防性或根治性 CRT 治疗方针的临床机构在增加，但根据临床机构的不同，包括浸润深度在内，内镜治疗的适应证标准也不同，在临床机构内的癌治疗方案（cancer board）中，关于是先行内镜治疗还是先行食管切除 / 根治性 CRT 的方案，在根据患者意向的基础上，有必要在各相关科室之间进行密切的讨论。

参考文献

[1] Herskovic A, Martz K, al-Sarraf M, et al. Combined chemotherapy and radiotherapy compared with radiotherapy alone in patients with cancer of the esophagus. N Engl J Med 326：1593-1598, 1992.

[2] al-Sarraf M, Martz K, Herskovic A, et al. Progress report of combined chemoradiotherapy versus radiotherapy alone in patients with esophageal cancer：an intergroup study. J Clin Oncol 15：277-284, 1997.

[3] Cooper JS, Guo MD, Herskovic A, et al. Chemoradiotherapy of locally advanced esophageal cancer：long-term follow-up of a prospective randomized trial (RTOG 85-01). Radiation Therapy Oncology Group. JAMA 281：1623-1627, 1999.

[4] 日本食道学会（編）. 食道癌診療ガイドライン2017年版. 金原出版, 2017.

[5] Ohtsu A, Boku N, Muro K, et al. Definitive chemoradiotherapy for T4 and/or M1 lymph node squamous cell carcinoma of the esophagus. J Clin Oncol 17：2915-2921, 1999.

[6] Ishida K, Ando N, Yamamoto S, et al. Phase II study of cisplatin and 5-fluorouracil with concurrent radiotherapy in advanced squamous cell carcinoma of the esophagus：a Japan Esophageal Oncology Group (JEOG)/Japan Clinical Oncology Group trial (JCOG9516). Jpn J Clin Oncol 34：615-619, 2004.

[7] Kato H, Sato A, Fukuda H, et al. A phase II trial of chemoradiotherapy for stage I esophageal squamous cell carcinoma：Japan Clinical Oncology Group Study (JCOG9708). Jpn J Clin Oncol 39：638-643, 2009.

[8] Kato K, Igaki H, Ito Y, et al. Parallel-group controlled trial of esophagectomy versus chemoradiotherapy in patients with clinical stage I esophageal carcinoma (JCOG0502). J Clin Oncol 37(4 Suppl 7)：7, 2019.

[9] Nakamura T, Hayashi K, Ota M, et al. Salvage esophagectomy after definitive chemotherapy and radiotherapy for advanced esophageal cancer. Am J Surg 188：261-266, 2004.

[10] Tachimori Y, Kanamori N, Uemura N, et al. Salvage esophagectomy after high-dose chemoradiotherapy for esophageal squamous cell carcinoma. J Thorac Cardiovasc Surg 137：49-54, 2009.

[11] Saito Y, Takisawa H, Suzuki H, et al. Endoscopic submucosal dissection of recurrent or residual superficial esophageal cancer after chemoradiotherapy. Gastrointest Endosc 67：355-359, 2008.

[12] Makazu M, Kato K, Takisawa H, et al. Feasibility of endoscopic mucosal resection as salvage treatment for patients with local failure after definitive chemoradiotherapy for stage IB, II, and III esophageal squamous cell cancer. Dis Esophagus 27：42-49, 2014.

[13] Yano T, Kasai H, Horimatsu T, et al. A multicenter phase II study of salvage photodynamic therapy using talaporfin sodium (ME2906) and a diode laser (PNL6405EPG) for local failure after chemoradiotherapy or radiotherapy for esophageal cancer. Oncotarget 8：22135-22144, 2017.

[14] Akutsu Y, Kato K, Igaki H, et al. The prevalence of overall and initial lymph node metastases in clinical T1N0 thoracic esophageal cancer：from the results of JCOG0502, a prospective multicenter study. Ann Surg 264：1009-1015, 2016.

[15] Ishikura S, Nihei K, Ohtsu A, et al. Long-term toxicity after definitive chemoradiotherapy for squamous cell carcinoma of the thoracic esophagus. J Clin Oncol 21：2697-2702, 2003.

[16] Kato K, Muro K, Minashi K, et al ; Gastrointestinal Oncology Study Group of the Japan Clinical Oncology Group (JCOG). Phase II study of chemoradiotherapy with 5-fluorouracil and cisplatin for Stage II-III esophageal squamous cell carcinoma：JCOG trial (JCOG 9906). Int J Radiat Oncol Biol Phys 81：684-690, 2011.

[17] Nakatani Y, Kato K, Shoji H, et al. Comparison of involved field radiotherapy and elective nodal irradiation in combination with concurrent chemotherapy for T1bN0M0 esophageal cancer. Int J Clin Oncol 25：1098-1104, 2020.

[18] Minsky BD, Pajak TF, Ginsberg RJ, et al. INT 0123 (Radiation Therapy Oncology Group 94-05) phase III trial of combined-modality therapy for esophageal cancer：high-dose versus standard-dose radiation therapy. J Clin Oncol 20：1167-1174, 2002.

[19] Ito Y, Takeuchi H, Ogawa G, et al. A single-arm confirmatory study of definitive chemoradiotherapy including salvage treatment in patients with clinical stage II/III esophageal carcinoma (JCOG0909). J Clin Oncol 36(suppl)：abstr 4051, 2018.

[20] 日本放射線腫瘍学会（編）. 放射線治療計画ガイドライン, 2016年版. 金原出版, 2016.

[21] Conroy T, Galais MP, Raoul JL, et al. Definitive chemoradiotherapy with FOLFOX versus fluorouracil and cisplatin in patients with oesophageal cancer (PRODIGE5/ACCORD17)：final results of a randomised, phase 2/3 trial. Lancet Oncol 15：305-314, 2014.

[22] Crosby T, Hurt CN, Falk S, et al. Chemoradiotherapy with or without cetuximab in patients with oesophageal cancer (SCOPE1)：a multicentre, phase 2/3 randomised trial. Lancet Oncol 14：627-637, 2013.

[23] Suntharalingam M, Winter K, Ilson D, et al. Effect of the addition of cetuximab to paclitaxel, cisplatin, and radiation therapy for patients with esophageal cancer：The NRG oncology RTOG 0436 phase 3 randomized clinical trial. JAMA Oncol 3：1520-1528, 2017.

[24] Antonia SJ, Villegas A, Daniel D, et al. Durvalumab after Chemoradiotherapy in Stage III Non-Small-Cell Lung Cancer. N Engl J Med 377：1919-1929, 2017.

[25] Antonia SJ, Villegas A, Daniel D, et al. Overall survival with durvalumab after chemoradiotherapy in stage III NSCLC. N Engl J Med 379：2342-2350, 2018.

[26] Xu D, Li G, Li H, et al. Comparison of IMRT versus 3D-CRT in the treatment of esophagus cancer : a systematic review and meta-analysis. Medicine（Baltimore） 96 : e7685, 2017.

[27] Ishikawa H, Hashimoto T, Moriwaki T, et al. Proton beam therapy combined with concurrent chemotherapy for esophageal cancer. Anticancer Res 35 : 1757-1762, 2015.

[28] Xi M, Xu C, Liao Z, et al. Comparative outcomes after definitive chemoradiotherapy using proton beam therapy versus intensity modulated radiation therapy for esophageal cancer : a retrospective, single-institutional analysis. Int J Radiat Oncol Biol Phys 99 : 667-676, 2017.

[29] Akutsu Y, Yasuda S, Nagata M, et al. A phase I/II clinical trial of preoperative short-course carbon-ion radiotherapy for patients with squamous cell carcinoma of the esophagus. J Surg Oncol 105 : 750-755, 2012.

[30] Minashi K, Nihei K, Mizusawa J, et al. Efficacy of endoscopic resection and selective chemoradiotherapy for stage I esophageal squamous cell carcinoma. Gastroenterology 157 : 382-390, e3, 2019.

Summary

Treatment Options for Esophageal Submucosal Cancer, from the Viewpoint of Curative CRT

Yoshinori Ito[1], Rei Kobayashi,
Kozo Murakami, Masako Kato,
Atsushi Imai, Madoka Morota,
Hidenori Shinjo, Akifumi Niiya,
Yukiko Ozawa, Kosuke Toyofuku,
Emi Nishimura, Atsuhito Sekimoto,
Kazunori Miyaura, Yoshikazu Kagami

Definitive chemoradiotherapy for managing cStage I (cT1b) esophageal cancer is recommended in the esophageal cancer practice guidelines as a treatment option for preserving the esophagus in the absence of surgical resection, which is the standard treatment. The recently reported results of JCOG0502 demonstrated that the 5-year survival rate of those receiving definitive chemoradiotherapy was no different from that of patients undergoing esophagectomy. The 5-year esophageal preservation survival rate was 80.4%, a major advantage of definitive chemoradiotherapy. However, the challenge is to prevent the regional recurrence without increasing the number of late adverse events. Elective nodal irradiation (JCOG1904), intensity-modulated radiotherapy, particle therapies such as proton beam therapy and carbon-ion beam therapy, and the combined use of novel anticancer agents are currently being explored.

[1] Department of Radiation Oncology, Showa University School of Medicine, Tokyo.

对食管 SM 癌的光动力学疗法（PDT）

山下 大生[1]

南出 龙典

矢野 友规

摘要 ● 光动力学疗法（PDT）是对于食管癌化学放射疗法（CRT）后局部残留复发病变的挽救性内镜治疗。虽然对局部残留复发病例的一般性治疗是外科手术，但问题是其对机体的损伤大。另一方面，PDT是一种微创治疗，即使是对于不能耐受手术、拒绝手术的病例，也是能达到根治目的的治疗方法。与以往的Photofrin®PDT相比，Laserphyrin®PDT提高了便利性，是更加安全有效的治疗方法。重要的是，在CRT后应适当地进行定期的内镜检查，通过早期诊断局部残留复发病变，以不错过挽救性内镜治疗的机会。关于挽救性内镜治疗后的效果预测因素，人们也逐渐有了认识，希望能有助于治疗选择标准的确立。

关键词　食管癌　光动力学疗法（PDT）
化学放射疗法后局部残留复发　挽救性治疗
Laserphyrin®

[1] 国立がん研究センター東病院消化管内視鏡科　〒 277–8577 柏市柏の葉 6 丁目 5–1　E–mail : toyano@east.ncc.go.jp

前言

食管癌的化学放射疗法（chemoradiotherapy, CRT）是对老年人等不能耐受手术的患者进行非外科治疗时的标准治疗方法。CRT 显示出较高的缓解率，可以保留脏器，但缺点是局部残留复发率高，局部控制差。对局部残留复发病例的标准治疗是挽救性手术，但缺点是其对身体的浸润较大。笔者等已经报道了光动力学疗法（photodynamic therapy, PDT）作为对于 CRT 后局部残留复发的挽救性治疗的有效性。本文概述了对于 CRT 后残留复发食管癌治疗的 PDT 的定位、治疗效果以及挽救性内镜治疗的治疗选择。

PDT的概要

PDT 是指在给予可被肿瘤细胞选择性摄取的肿瘤亲和性光敏剂（photosensitizer, PS）后，用激光照射肿瘤引起光化学反应，通过单线态氧（singlet oxygen）的氧化作用和微血管栓塞作用破坏肿瘤细胞的治疗方法。在日本开始以食管浅表癌为对象的 PDT 治疗技术的开发，1996 年采用第一代 PS Porfimer sodium（Photofrin®，辉瑞公司生产）和准分子染料激光器（Excimer dye laser）（浜松 Photonics 公司生产）对食管浅表癌的 PDT 开始被纳入保险范围。但是，Photofrin®PDT（以下记作"P-PDT"）的适应证受到了限制，由于长达 4 ~ 6 周的避光期和光敏性皮炎（20% ~ 40%）使患者的生

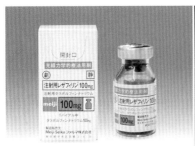
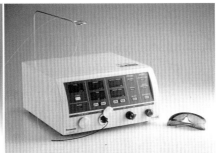

图1 二代PS和PD激光器
a Talaporfin sodium（Laserphyrin®，Meiji Seika Pharma公司生产）。
b PDT半导体激光器（PD激光器，Meiji Seika Pharma公司生产）。

活质量（quality of life，QOL）大幅下降，因此使 P-PDT 未能得到普及。

对于CRT后残留复发食管癌的挽救性治疗

对于食管癌的CRT是进行非外科治疗时的标准治疗。虽然其缓解率较高，但局部残留复发较多。如前所述，CRT 后局部残留复发食管癌的挽救性治疗一般是外科手术。但是也有很多报道指出，挽救性手术对身体的损伤大，手术相关不良事件发生率及住院死亡率高。近年来，随着病例选择和外科手术的进步，术后不良事件及相关死亡率逐渐降低，但仍有不少不能耐受手术和拒绝手术的病例。据报道，作为CRT 后复发形式的特征，如果是原发灶完全缓解（complete response，CR）的话，照射野内淋巴结复发的概率非常低，在 CRT 后的局部残留复发病变，仅通过对原发灶的局部治疗就有根治的可能。

Yano 等报道，作为对停留于黏膜内的残留复发病变的挽救性治疗，引进了内镜下黏膜切除术（endoscopic mucosal resection，EMR），5年生存率为 49.1%，取得了良好的效果。但是，还有很多浸润深度深于黏膜下层的病变和 CRT 后伴有高度纤维化的病变等原本就通过内镜切除（endoscopic resection，ER）难以应对的病例，因此希望开发出新的挽救性治疗方法。

与 ER 相比，PDT 对更深部的肿瘤细胞也具有治疗效果，而且由于是采用激光照射的治疗，所以即使是对有高度纤维化的病变治疗也

毫无困难。Hatagoi 等报道，以因黏膜下层深部～固有肌层浅层浸润和高度纤维化而难以进行挽救性 ER 的 CRT 后局部残留复发病变为对象，引入 P-PDT 作为挽救性内镜治疗，结果 CR 率为 58.4%，5 年生存率为 35.9%，取得了良好的治疗效果。但是，由于长时间的遮光期和光敏性皮炎会大幅降低患者的 QOL，因此 P-PDT 未能普及。因此，作为患者更容易接受的治疗，着眼于采用第二代 PS——Talaporfin sodium（Laserphyrin®，Meiji Seika Pharma 公司生产）的 PDT。Laserphyrin® 自体内的消除快，遮光期为 2 周，与 P-PDT 相比大幅缩短，光敏性皮炎的发生率也大幅降低，不到 10%。另外，半导体激光器（PD 激光器，Meiji Seika Pharma）得以小型化，便利性也得到了改善（**图1**）。作为对 CRT 后局部残留复发食管癌的挽救性内镜治疗，笔者等实施了以扩大 Laserphyrin®PDT（以下记作"L-PDT"）的适应证为目的的医生主导的临床试验，因其良好的效果，在 2015 年获得了对于 CRT/RT（radiotherapy）后局部残留复发食管癌的药事批准，同年被纳入保险适用范围。

L-PDT的适应证

对于 CRT 后局部残留复发食管癌的治疗选择流程如**图2**所示。首先，评估有无淋巴结转移和远处转移。如果没有转移只是局部病变的话，判断是最微创性的治疗——挽救性 ER 的适应证。在浸润深度深于黏膜下层的情况下，首先就是否是挽救性手术的适应证进行分析。

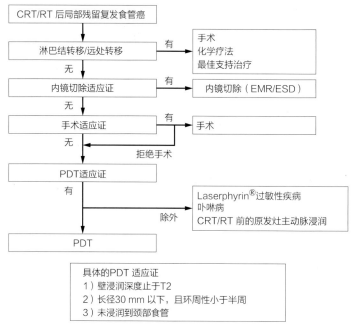

```
┌─────────────────────────────┐
│ CRT/RT 后局部残留复发食管癌 │
└─────────────────────────────┘
              │
              ▼
┌─────────────────┐   有   ┌──────────────┐
│ 淋巴结转移/远处转移 ├───────►│ 手术         │
└─────────────────┘        │ 化学疗法     │
              │ 无          │ 最佳支持治疗 │
              ▼            └──────────────┘
┌─────────────────┐   有   ┌──────────────────┐
│ 内镜切除适应证   ├───────►│ 内镜切除（EMR/ESD）│
└─────────────────┘        └──────────────────┘
              │ 无
              ▼
┌─────────────────┐   有   ┌──────┐
│ 手术适应证       ├───────►│ 手术 │
└─────────────────┘        └──────┘
              │ 无    ◄─── 拒绝手术
              ▼
┌─────────────────┐
│ PDT适应证        │
└─────────────────┘
         有│
          ▼           除外   ┌────────────────────────┐
                      ──────►│ Laserphyrin®过敏性疾病    │
                             │ 卟啉病                 │
                             │ CRT/RT 前的原发灶主动脉浸润 │
                             └────────────────────────┘
┌─────────────────┐
│ PDT              │
└─────────────────┘
```

┌────────────────────────────────┐
│ 具体的PDT 适应证   │
│ 1）壁浸润深度止于T2   │
│ 2）长径30 mm 以下，且环周性小于半周 │
│ 3）未浸润到颈部食管   │
└────────────────────────────────┘

图2 对于CRT/RT后局部残留复发食管癌的治疗选择的流程

如果通过手术能根治性切除，可能长期生存，是最可靠的治疗方法，但也有很多因浸润性大而拒绝手术/不能耐受的病例。对于不适合挽救性 ER 和手术的病例或不希望手术的病例，确认是否是 L-PDT 的适应证。

关于具体的 L-PDT 的适应证，在上述医生主导的临床试验中的合格标准，即下述的 3 点也成了诊疗获益的计算条件，作为判断适应证方面的标准：①浸润深度停留在 T2；②病变的长径小于 30 mm，且小于半周；③未浸润到颈部食管。PDT 后有引起狭窄风险的环周性大于半周的病变，由于生理性狭窄部而难以准确照射；对于有误照射喉头风险的颈部食管病变，不推荐使用 PDT。另外，作为 L-PDT 的禁忌证，除 Laserphyrin® 过敏性疾病和卟啉病外，还包括在 CRT 前原发灶浸润主动脉的病例，因担心照射后主动脉破裂。

PDT治疗的实际

为了观察遮光管理的必要性及有无并发症，L-PDT 的全部病例住院进行治疗。在静脉注射 Laserphyrin® 的 4 ~ 6 h 后，从内镜的钳口插入照射用探头，使用半导体激光器进行照射。在 PDT 第 2 天也要进行内镜检查，以确认在第 1 天治疗时有无因漏照射而导致的残留病变。如果有被怀疑是因漏照射而缺乏缺血性变化的区域，则追加激光照射。作为 PDT 的特征性的并发症有光过敏性疾病，Laserphyrin® 注射后需要避免阳光的直射。在 Laserphyrin® 注射 1 周后进行光敏性试验，若无过敏反应发生的话可以解除遮光限制。需告诫患者，出院后在 Laserphyrin® 注射后 1 个月内外出时也要避免阳光直射。

治疗效果

为了扩大 L-PDT 作为挽救性内镜治疗对于食管癌 CRT 后局部残留复发病例的适应证，从 2012 年开始在日本全国 7 家临床机构实施了由医生主导的临床试验。局部完全缓解（local-complete response, L-CR）率为 88.5%（23/26 例），取得了极好的效果。见有食管疼痛（53.8%）、食管狭窄（7.7%）等不良事件。

表1 CRT前的背景因素

表1 CRT前的背景因素

	Laserphyrin® PDT	Photofrin® PDT	P值
年龄中位数（范围）	72（56~86）	66（51~84）	
性别：男性	35（79.5%）	74（96.1%）	0.008
CRT前cT因素			
cT0	1（2.3%）	0（0%）	0.010
cT1	19（43.2%）	14（18.2%）	
cT2	10（22.7%）	17（22.1%）	
cT3	11（25.0%）	37（48.1%）	
cT4	3（6.8%）	9（11.7%）	
CRT前TNM Stage			
0	1（2.3%）	0（0%）	0.043
Ⅰ	22（50.0%）	23（29.9%）	
Ⅱ	6（13.6%）	15（19.5%）	
Ⅲ	11（25.0%）	35（45.5%）	
Ⅳ	2（4.5%）	2（2.6%）	
不明	2（4.5%）	2（2.6%）	
组织型			
鳞状细胞癌	43（97.7%）	77（100%）	0.364
腺癌	1（2.3%）	0（0%）	

〔转载自"Minamide T, et al. Advantages of salvage photodynamic therapy using talaporfin sodium for local failure after chemoradiotherapy or radiotherapy for esophageal cancer. Surg Endosc 34：899–906，2020"，有改动〕

表2 PDT前的背景因素

	Laserphyrin® PDT	Photofrin® PDT	P值
PDT前治疗的种类			
CRT	34（77.3%）	77（100%）	<0.001
RT	10（22.7%）	0（0%）	
治疗后复发类型			
局部复发	33（75.0%）	38（49.4%）	0.006
局部残留	11（25.0%）	39（50.6%）	
PDT前cT因素			
cT1b	31（70.5%）	53（68.8%）	0.852
cT2	13（29.5%）	24（31.2%）	

〔转载自"Minamide T, et al. Advantages of salvage photodynamic therapy using talaporfin sodium for local failure after chemoradiotherapy or radiotherapy for esophageal cancer. Surg Endosc 34：899–906，2020"，有改动〕

关于光过敏性疾病方面，没有一例引起严重红斑或水肿的病例，也未见其他严重的不良事件。

另外，就在笔者所在医院施行的L-PDT组和P-PDT组进行了回顾性比较研究。CRT前的背景因素方面，在L-PDT组，cT因素、TNM Stage为早期的病例较多（**表1**）。PDT前的背景因素方面，在L-PDT组局部复发较多（**表2**）。PDT前的cT因素、环周性在两组之间未见显著性差异。L-CR率方面，L-PDT组为69.0%（29/42），P-PDT组为58.1%（43/74），L-PDT有更有效的趋势（P = 0.243）。L-PDT组的并发症明显较少（**表3**）。虽然在L-PDT组未发

表3 PDT后的并发症

并发症	Laserphyrin® PDT	Photofrin® PDT	P值
光过敏性疾病	2（4.5%）	14（18.2%）	0.049
食管狭窄	2（4.5%）	28（36.4%）	<0.001
食管瘘	0（0%）	3（3.9%）	0.553

〔转载自"Minamide T, et al. Advantages of salvage photodynamic therapy using talaporfin sodium for local failure after chemoradiotherapy or radiotherapy for esophageal cancer. Surg Endosc 34: 899–906, 2020", 有改动〕

生严重的并发症，但在 P-PDT 组有 1 例因食管主动脉瘘死亡，治疗相关死亡率为 4%。根据此结果认为，与 P-PDT 相比，L-PDT 在短期内是有效且安全的治疗方法。

关于挽救性内镜治疗的选择

以前就有报道指出，由于有许多病例的 CRT 后局部残留复发病变在几个月内迅速增大，因此在效果难以判断的情况下，每个月通过内镜检查进行密切的随访观察是非常重要的。在笔者所在医院进行的 CRT 后局部复发病例的回溯性内镜图像评估研究中，明确了发生于 CRT 后原发灶的小于 10 mm 的黏膜下肿瘤（submucosal tumor, SMT）、糜烂是疑为早期局部复发的表现。另外，即使是属于挽救性内镜治疗适应证的局部复发病变，也有在 3 ~ 6 个月发展为内镜治疗适应证之外的情况，因此如果见有疑为复发的表现，即使是活检阴性也需要每个月进行内镜检查，严格地进行随访观察。

关于挽救性 ER，以一直浸润到 cT1a ~ cT1b 浅层的病例为对象。据 Yano 等报道，ER 后局部复发多发生于组织病理学深部切缘阳性病例，对于担心会出现深部切缘阳性的 cT1b 深层病例，选择 PDT。关于挽救性 ER，最近在很多病例也施行内镜黏膜下剥离术（endoscopic submucosal dissection, ESD），报道称其安全性与首次治疗的 ESD 相同。关于涉及全周样的表层扩大型残留复发病变，如果判断浸润深度停留在 cT1a，有时也采用 ESD 处理。另外，Honbu 等报道，在见有① CRT 前病变深于 cT2

或 cN1、② CRT 刚结束之后的残留、③ ER 前 SMT 样隆起的病例，ER 后局部复发和淋巴结/远处转移复发率高，与通常的 ER 后不同，进行包括 CT 在内的慎重的随访观察。

作为 PDT 效果的预测因素，在 PDT 前浸润深度为 cT1b 病变，L-CR 率为 69.6%（55/79例）；在 cT2 病变，L-CR 率为 45.9%（17/37 例），PDT 前的浸润深度为 L-CR 的预测因素。作为 PDT 后的预后因素，通过单变量分析，① CRT 前 cT1 ~ cT2、② cN0、③ CRT 到 PDT 的时间在 6 个月以上、④ PDT 前 cT1 的因素是预后良好因素；通过总生存期的多变量分析，PDT 前 cN0 是独立的预后良好因素（**表4**）。

关于挽救性内镜治疗后复发危险因素的报道目前还很少，其确切的预后因素尚不明确。关于治疗方法的选择，需要结合全身状态和 CRT 前的临床病理学背景来进行；包括全身检查在内，治疗后进行慎重的随访观察非常重要。

病例

[**病例1**] 70 多岁，男性。

在检诊中被诊断为食管癌而到本院就诊。在本院的内镜检查中，在胸部食管下段见有全周性的 0-Ⅱc+Ⅱa 型病变（**图3a**）。通过 CT 检查，无转移病变，诊断为 cT1bN0M0、cStage Ⅰ，施行 CRT，达到了 CR（**图3b**）。但是，在 CRT 结束后 13 个月时的内镜检查中，在胸部食管下段见有凹陷性病变，通过活检诊断为鳞状细胞癌，判断为局部复发（**图3c、d**）。根据常规内镜表现，诊断浸润深度为 SM

表4 采用单变量及多变量Cox比例风险模型对OS影响因素的研究

临床项目	对象	对照	单变量分析			多变量分析		
			HR	95%CI	P值	HR	95%CI	P值
CRT前cT因素	cT1～cT2	cT3～cT4	0.49	0.29~0.85	0.010	0.80	0.42~1.52	0.500
CRT前cN因素	cN0	cN1	0.52	0.32~0.83	0.006	0.54	0.33~0.91	0.020
距CRT的PDT的时间	≥6个月	<6个月	0.58	0.37~0.92	0.021	0.64	0.39~1.05	0.078
PDT前cT因素	cT1	cT2	0.62	0.39~0.97	0.036	0.78	0.47~1.27	0.313

CI：置信区间；HR：hazard ratio，风险比；OS：总生存期。
〔转载自 "Hatogai K，et al. Salvage photodynamic therapy for local failure after chemoradiotherapy for esophageal squamous cell carcinoma. Gastrointest Endosc 83：1130–1139，2016"，有改动〕

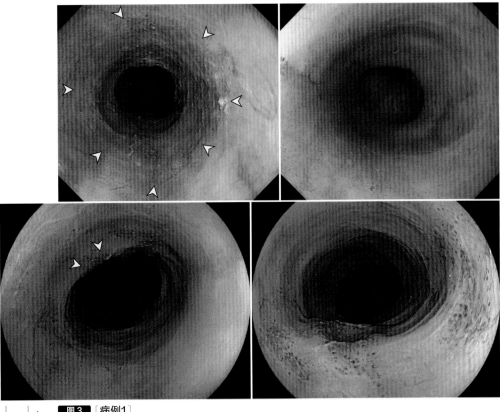

图3 ［病例1］

a	b
c	d

a CRT前的内镜像。在胸部食管下段见有全周性的0-Ⅱc+Ⅱa型病变（黄色箭头所指）。
b CRT结束5个月后的内镜像。在活检中也未发现癌细胞，评估为CR。
c CRT结束13个月后，局部复发时的内镜像。在距切齿列35 cm的胸部食管下段前壁见有1/4周、15 mm大小、具有一定厚度的凹陷性病变（黄色箭头所指）。
d 将病变转向6点方向观察。

深部浸润。在 CT 中未发现转移病变，由于患者不希望手术，判断为 L-PDT 的适应证，在内镜下以半导体激光器共照射 300 J（**图4a、b**）。在 PDT 第 2 天的内镜检查中，由于见有缺血性变化而不能否定残留可能性的区域，所以施行了 100 J 的追加照射（**图4c、d**）。在入院第 7 日的内镜检查中，照射后的溃疡被白苔所覆盖，确认无深陷溃疡和出血（**图5a**）。治疗后无严重并发症，在入院第 9 日出院了。在 PDT 3 个月后的内镜检查中，发现溃疡已形成瘢痕，

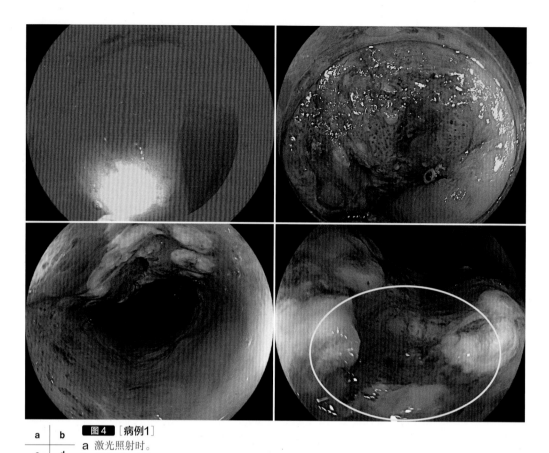

a	b
c	d

图4 [病例1]

a 激光照射时。

b 激光刚照射完的内镜像。与照射部位一致，见有黏膜的水肿性变化。

c PDT第2天的内镜像。在照射部位见有缺血性变化。

d 在黄色圆圈内见有无水肿性变化的黏膜，残存有微小的血管。判断为照射不充分的区域，施行了追加照射。

在活检中也未见恶性表现，评估为 L-CR（**图5b、c**）。

[病例2] 80 多岁，男性。

在前一医院对胸段下部食管癌 cT2N3M0、cStage Ⅲ 施行了 RT，一度为 CR，但在 RT 结束后 26 个月被指出有局部复发。因为希望接受 PDT 治疗而来本院就诊。在本院的内镜检查中，在胸部食管下段见有溃疡性病变（**图6a～c**）。与超声内镜检查（endoscopic ultrasonography，EUS）的结果综合起来判断浸润深度仅达到固有肌层浅层（**图6d**）。因患者年事已高且不希望手术，考虑是 L-PDT 的适应证，施行了共400 J 的激光照射（**图7**）。治疗后无严重并发症，于入院后第 9 日出院。在初次 PDT 3 个月后的内镜检查中发现溃疡的残留，通过活检检出了鳞状细胞癌（**图8**）。在 CT 中未发现转移病变，判断为 PDT 后局部残留。虽然建议再次进行挽救性手术，但因患者不希望手术，在初次 PDT 5 个月后施行了第二次 PDT（**图9**）。治疗后也无严重并发症，于入院后第 10 日出院。在第二次 PDT 后 2 个月的内镜检查中，溃疡已形成瘢痕，在活检中也未发现恶性表现，评估为 L-CR（**图10**）。

结束语

对于 CRT 后局部残留复发食管癌的 L-PDT 治疗是一种微创且具有高疗效的挽救性内镜治疗。即使是对因年龄或并发症而不能耐受挽救

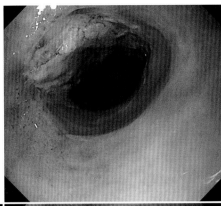

	a
b	c

图5 [病例1]

a PDT 1周后的内镜像。见有附着厚厚白苔的治疗后溃疡。

b,c PDT 3个月后的内镜像。溃疡已瘢痕化。

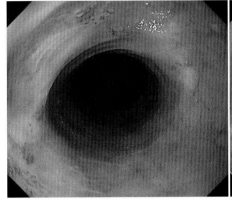
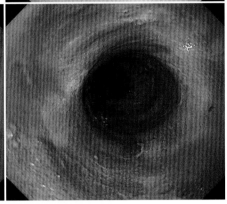

a	b
c	d

图6 [病例2]

a ～ c 初次PDT前、CRT后局部复发病变的内镜像。在距切齿列36 ～ 38 cm的胸部食管下段后壁见有1/4周性、20 mm大小、伴有SMT样隆起的溃疡性病变。

d EUS像。以4/9层（黏膜下层）为中心见有肿瘤回声，但与肌层之间的边界回声（5/9层）不清晰，判断浸润深度一直到肌层浅层（黄色箭头所指）。

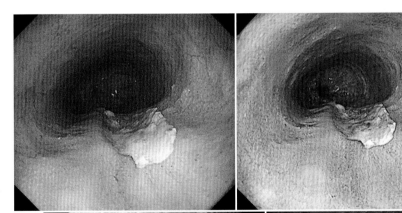
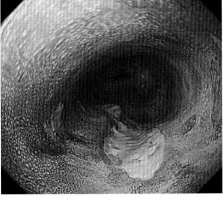
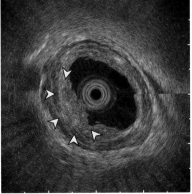

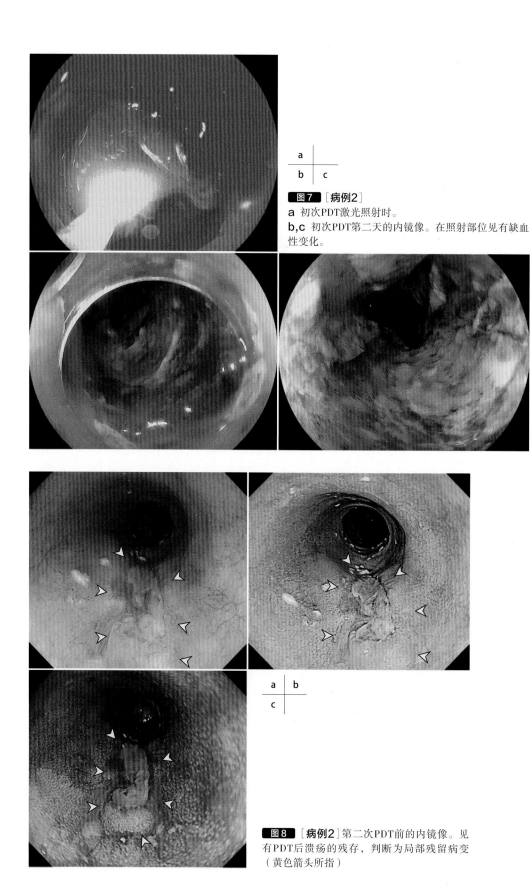

a
b | c

图7 ［病例2］

a 初次PDT激光照射时。

b,c 初次PDT第二天的内镜像。在照射部位见有缺血性变化。

a | b
c |

图8 ［病例2］第二次PDT前的内镜像。见有PDT后溃疡的残存，判断为局部残留病变（黄色箭头所指）

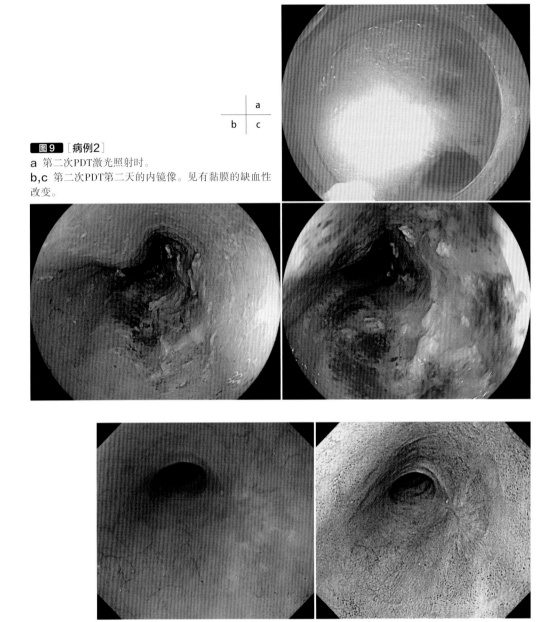

```
        a
    ─────────
    b │  c
```

图9 ［病例2］
a 第二次PDT激光照射时。
b,c 第二次PDT第二天的内镜像。见有黏膜的缺血性
改变。

a │ b

图10 ［病例2］第二次PDT 2个月后的内镜像。PDT后溃疡形成了瘢痕。通过活检确
认为阴性，评估为L-CR

性手术的病例，PDT也是以根治为目的的内镜治疗方法之一。如果读者能够通过本文理解CRT后定期性内镜检查和局部残留复发适当早期诊断的重要性，普及以L-PDT为代表的低浸润性挽救性内镜治疗，挽救更多的食管癌患者的话，对笔者来说是会喜出望外的。

参考文献

[1] Ishida K, Ando N, Yamamoto S, et al. Phase II study of cisplatin and 5-fluorouracil with concurrent radiotherapy in advanced squamous cell carcinoma of the esophagus：a Japan Esophageal Oncology Group (JEOG)/Japan Clinical Oncology Group trial (JCOG9516). Jpn J Clin Oncol 34：615-619, 2004.

[2] Hironaka S, Ohtsu A, Boku N, et al. Nonrandomized comparison between definitive chemoradiotherapy and radical surgery in patients with T (2-3) N (any) M (0) squamous cell

carcinoma of the esophagus. Int J Radiat Oncol Biol Phys 57:425-433, 2003.

[3] Miyata H, Yamasaki M, Takiguchi S, et al. Salvage esophagectomy after definitive chemoradiotherapy for thoracic esophageal cancer. J Surg Oncol 100:442-446, 2009.

[4] Ito Y, Takeuchi H, Ogawa G, et al. A single-arm confirmatory study of definitive chemoradiotherapy (dCRT) including salvage treatment in patients (pts) with clinical (c) stage II/III esophageal carcinoma (EC) (JCOG0909). J Clin Oncol 36 (suppl): abstr 4051, 2018.

[5] Onozawa M, Nihei K, Ishikura S, et al. Elective nodal irradiation (ENI) in definitive chemoradiotherapy (CRT) for squamous cell carcinoma of the thoracic esophagus. Radiother Oncol 92:266-269, 2009.

[6] Yano T, Muto M, Hattori S, et al. Long-term results of salvage endoscopic mucosal resection in patients with local failure after definitive chemoradiotherapy for esophageal squamous cell carcinoma. Endoscopy 40:717-721, 2008.

[7] Hatogai K, Yano T, Kojima T, et al. Salvage photodynamic therapy for local failure after chemoradiotherapy for esophageal squamous cell carcinoma. Gastrointest Endosc 83:1130-1139, 2016.

[8] Kato H, Furukawa K, Sato M, et al. Phase II clinical study of photodynamic therapy using mono-L-aspartyl chlorin e6 and diode laser for early superficial squamous cell carcinoma of the lung. Lung Cancer 42:103-111, 2003.

[9] Yano T, Kasai H, Horimatsu T, et al. A multicenter phase II study of salvage photodynamic therapy using talaporfin sodium (ME2906) and a diode laser (PNL6405EPG) for local failure after chemoradiotherapy or radiotherapy for esophageal cancer. Oncotarget 8:22135-22144, 2017.

[10] Minamide T, Yoda Y, Hori K, et al. Advantages of salvage photodynamic therapy using talaporfin sodium for local failure after chemoradiotherapy or radiotherapy for esophageal cancer. Surg Endosc 34:899-906, 2020.

[11] Zenda S, Hironaka S, Taku K, et al. Optimal timing of endoscopic evaluation of the primary site of esophageal cancer after chemoradiotherapy or radiotherapy: a retrospective analysis. Dig Endosc 21:245-251, 2009.

[12] Yamamoto Y, Kadota T, Yoda Y, et al. Review of early endoscopic findings in patients with local recurrence after definitive chemoradiotherapy for esophageal squamous cell carcinoma. Esophagus 2020 [Epub ahead of print].

[13] Nakajo K, Yoda Y, Hori K, et al. Technical feasibility of endoscopic submucosal dissection for local failure after chemoradiotherapy or radiotherapy for esophageal squamous cell carcinoma. Gastrointest Endosc 88:637-646, 2018.

[14] Hombu T, Yano T, Hatogai K, et al. Salvage endoscopic resection (ER) after chemoradiotherapy for esophageal squamous cell carcinoma: What are the risk factors for recurrence after salvage ER? Dig Endosc 30:338-346, 2018.

Summary

Photodynamic Therapy for T1b Esophageal Cancer

Hiroki Yamashita[1], Tatsunori Minamide,
Tomonori Yano

PDT (photodynamic therapy) is an endoscopic salvage treatment used for local failure after CRT (chemoradiotherapy) for esophageal cancer. Salvage esophagectomy is generally indicated for patients with local failure after CRT ; however, it is associated with a high rate of postoperative complications and mortality. PDT is a minimally invasive salvage treatment that can be radically effective even for patients considered inoperable due to physical intolerance or refusal to consent to surgery. PDT with talaporfin sodium, approved for use in 2015, is much more convenient and produces more favorable short-term outcomes, including local control and safety, compared to PDT with porfimer sodium. Earlier detection of local failure with post-CRT endoscopy at appropriate intervals enables patients to receive minimally invasive salvage endoscopic treatment. Some reports have identified factors that predict the therapeutic efficacy of endoscopic salvage treatment and can be used to inform the selection of an endoscopic treatment strategy against local failure after CRT.

[1] Department of Gastroenterology and Endoscopy, National Cancer Center Hospital East, Kashiwa, Japan.

ESD+CRT 后淋巴结转移复发的食管 SM 癌 1 例

竹内 学 [1]

加藤 卓 [2]

河久 顺志 [1]

吉冈 蓝子 [3]

伊藤 猛 [4]

薄田 浩幸 [5]

味冈 洋一 [2]

摘要●患者为60多岁的男性。通过常规观察在食管下段发现有长径7 mm大小、伴有边缘隆起的较深的凹陷性病变，吸气后纵行皱襞未进入病变内，凹陷的形态变化不大，具有一定的硬度。在NBI放大观察中，整个凹陷内都被B2血管所占据；在EUS中，包括边缘隆起部在内作为均一的低回声肿瘤被扫查出，SM层被挤压而变薄。根据以上表现判断浸润深度为T1b-SM2，但临床上未发现淋巴结转移，与患者及家属商量后决定采取ESD + CRT的治疗方案。在病理诊断中，呈INFc浸润的低分化型鳞状细胞癌浸润于黏膜下层深部，脉管浸润阳性，弥漫性CK7阳性。作为追加治疗施行了CRT（RT 40 Gy，LongT + FP2个疗程），在CRT结束8个月后的CT中，见有照射野内的降主动脉周围纵隔以及#1和#2淋巴结的转移复发。此后，虽然也施行了追加化学疗法，但在施行ESD约1年10个月后因原发病死亡。

关键词　浅表型食管癌　化学放射疗法　JCOG0508　CK7

[1] 長岡赤十字病院消化器内科　〒940-2085 長岡市千秋2丁目297-1
　　E-mail : yasuzuka2000@yahoo.co.jp
[2] 新潟大学大学院医歯学総合研究科分子・診断病理学分野
[3] 済生会川口総合病院消化器内科
[4] 長岡赤十字病院放射線診断・放射線治療科
[5] 同　病理診断部

前言

对呈黏膜下浸润的浅表型食管癌的根治性治疗是外科手术或化学放射疗法（chemoradiotherapy, CRT）。但是，存在有外科手术的浸润性大，而CRT会引起放射线肺炎、胸腔积液、心包积液等晚期损伤，并且有20%~30%的局部高复发率等问题。2004年，Shimizu等报道了施行内镜下黏膜切除术（endoscopic mucosal resection, EMR），追加CRT对病理学浸润深度为T1a-MM/T1b-SM1的浅表型食管癌的有效性。此后，日本临床肿瘤学组（Japanese Clinical Oncology Group, JCOG）消化系统内镜组实施了"关于对黏膜下浸润临床病期Ⅰ期（T1N0M0）食管癌的内镜下黏膜切除术（EMR）和化学放射疗法联用有效性的非随机验证性试验"（JCOG0508），根据总生存率是不逊色于外科手术的被认可的结果，认为EMR/ESD + CRT是有希望的治疗方法之一。

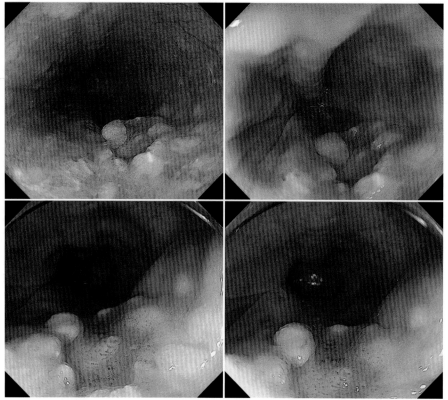

图1 常规内镜像

a 在胸部食管下段见有长径7 mm大小、伴有边缘隆起、边界清晰而略深的凹陷性病变。
b 当吸气时纵行皱襞未进入病变内，凹陷的形态变化不大。
c,d 凹陷边缘部陡峭，凹陷内大致平坦，未见结节状隆起。

本文报道了对 pT1b-SM2 的浅表型食管癌施行 ESD + CRT，此后引起照射野内淋巴结复发的 1 例病例，并就今后需要解决的问题进行了讨论。

病例

患　者：60 多岁，男性。

主　诉：无特殊记载。

既往史：无特殊记载。

家族史：父亲患膀胱癌。

嗜好史：饮酒，日本酒 200 mL / d（约 40 年）；吸烟，10 ～ 20 支 / d（约 40 年）。

现病史：在 2017 年的检诊中，通过上消化道内镜检查（esophagogastroduodenoscopy，EGD）在胸部食管下段见有异常，被介绍到本科室就诊。

入院时一般检查：身高 175 cm，体重 57 kg，无贫血、黄疸，未触及表面淋巴结。

入院时检查结果：γ GTP 60 U/L，MCV 110 fL，肿瘤标志物无异常。

常规内镜表现　在距门齿 40 cm 处的胸部食管下段后壁见有长径 7 mm 大小、伴有边缘隆起、边界清晰、较深的凹陷性病变（**图 1a**）。当吸气时，纵行皱襞未进入病变内，凹陷的形态变化不大，具有一定的硬度（**图 1b**）。凹陷的边缘部陡峭，凹陷内大致平坦，未见结节状隆起（**图 1c、d**）。

窄带成像（narrow band imaging，NBI）联合放大内镜表现　凹陷内呈清晰的褐色区域（brownish area）（**图 2a**），在中央部的活检中

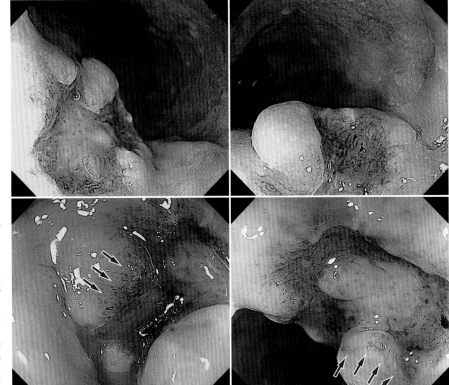

图2 NBI放大像
a 凹陷内呈现出清晰的褐色区域（brownish area）。
b 整个凹陷内被B2血管所占据。
c,d 在凹陷部边界的边缘隆起部（红色箭头所指）见有被拉长的B2血管。

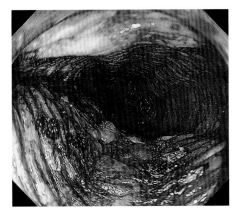

图3 碘染色后的内镜像。虽然通过碘染色没有呈现出明显的不染带，但在边缘隆起部及凹陷部的席纹征均中断了

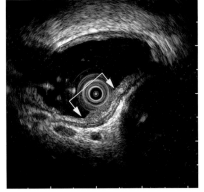

图4 EUS像。肿瘤包括边缘隆起部在内（黄色箭头所指）作为均一的低回声肿瘤被扫查出来，SM层被挤压而变薄

见有再生性非肿瘤性鳞状上皮。整个凹陷内被 B2 血管所占据（**图2b**）。在凹陷部边界的边缘隆起部，散见有被拉长的 B2 血管（**图2c、d**）。

碘染色内镜表现 虽然通过碘染色没有呈现出明显的不染区，但在边缘隆起部和凹陷部的席纹征均中断了（**图3**）。

超声内镜检查（endoscopic ultrasonography，EUS）表现 在采用 20 MHz 细径探头的 EUS 中，肿瘤包括边缘隆起部在内被扫查为均一的低回声肿瘤，SM 层被挤压而变薄（**图4**）。

根据在常规观察中，即使吸气也缺乏形态

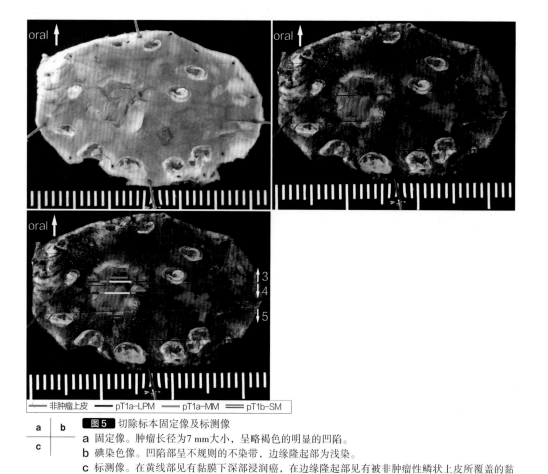

a	b
c	

图5 切除标本固定像及标测像

a 固定像。肿瘤长径为7 mm大小，呈略褐色的明显的凹陷。

b 碘染色像。凹陷部呈不规则的不染带，边缘隆起部为浅染。

c 标测像。在黄线部见有黏膜下深部浸润癌，在边缘隆起部见有被非肿瘤性鳞状上皮所覆盖的黏膜内癌。

图例：非肿瘤上皮 — pT1a-LPM — pT1a-MM — pT1b-SM

变化，纵行皱襞中断；在NBI放大观察中，在整个7 mm左右的区域内见有B2血管；在EUS中，SM层被肿瘤挤压而变薄，因此诊断为浸润深度T1b-SM2。在CT中未见明显的淋巴结转移，诊断为临床Stage I（cT1bN0M0）。在向患者及其家属说明外科手术及CRT时，因为其希望接受更加微创的治疗方法，考虑到瘤径小而又不与固有肌层相接触，通过ESD有可能完全切除，所以采取了ESD + CRT的方针。

切除标本固定后的照片及标测 切除标本32 mm×20 mm，肿瘤长径为7 mm大小，呈略褐色的明显凹陷（**图5a**）。在切除标本的碘染色固定像中，凹陷部呈不规则的不染带，边缘隆起部为浅染（**图5b**）。在切除标本的检测像中，癌在凹陷部的黄线部分浸润于黏膜下层深部，边缘隆起部多被非肿瘤性鳞状上皮所覆盖，侵及黏膜固有层（**图5c**）。

组织病理学表现 在**图5c**的凹陷部切片4的微距像中，与凹陷部大致一致，癌浸润于黏膜下层深部；在边缘隆起部，癌进展至非肿瘤性鳞状上皮下，但侵及黏膜固有层（**图6a**）。从凹陷部的放大像来看，癌呈小癌巢、单个细胞性浸润（**图6b**）；在desmin染色中，黏膜肌层错综复杂，从肌层下端测定时SM浸润深度为1,000 μm（**图6c**）。另外，在作为鳞状上皮标志物的CK5/6染色中，与HE染色相比，癌的浸润性发育更加明显，也根据与周围间质之间的边界不清晰这一表现，判定为INFc浸润（**图**

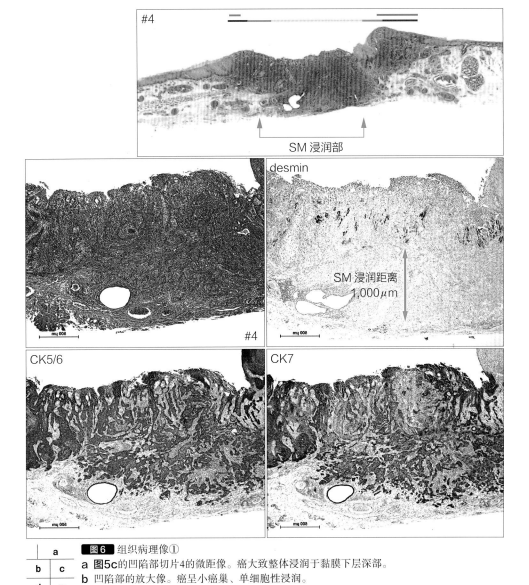

图6 组织病理像①

a 图5c的凹陷部切片4的微距像。癌大致整体浸润于黏膜下层深部。

b 凹陷部的放大像。癌呈小癌巢、单细胞性浸润。

c desmin染色像。黏膜肌层错综复杂，SM浸润深度为1,000μm。

d CK5/6染色像。与HE染色像相比，癌的浸润性发育更加明显，并依据其与周围间质之间的边界不清，判定为INFc浸润。

e CK7染色像。在癌部位呈弥漫性阳性。

a	
b	c
d	e

6d）。另一方面，腺上皮标志物CK7染色也显示在癌部呈弥漫性阳性（**图6e**）。

另外，在凹陷部表层附近部分见有腺腔样结构（**图7a**），可被腺上皮标志物CAM5.2染色，周围的鳞状细胞癌部分未被染色，诊断为并存腺癌成分（**图7b**）。还有，在通过D2-40和EVG（elastia-van Gieson）染色的评估中，确认在**图7c**的黄色箭头所指处有淋巴管浸润，在**图7d**的蓝色箭头所指处有静脉浸润（**图7c、d**）。

根据以上表现最终诊断为：鳞状细胞癌（squamous cell carcinoma），伴低分化腺癌成分（poorly differentiated with adenocarcinoma component），pT1b-SM2（1,000 μm），

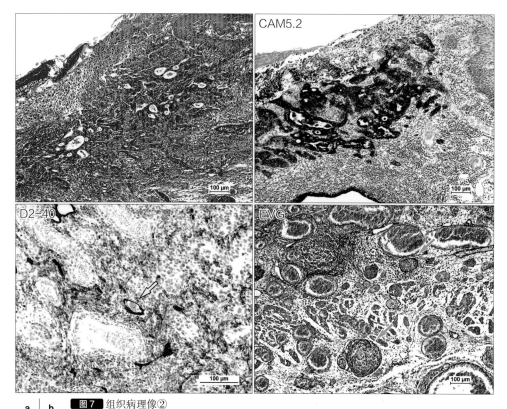

图7 组织病理像②
a 在凹陷部表层附近部分见有腺腔样结构。
b CAM5.2染色像。周围的鳞状细胞癌部分未被染色,诊断为并存腺癌成分。
c D2-40染色像。在黄色箭头所指部分见有淋巴管浸润。
d EVG染色像。在蓝色箭头所指部分见有静脉浸润。

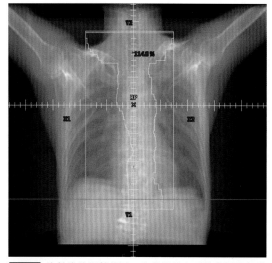

图8 放射线的照射范围。为从锁骨上开始包括腹部淋巴结在内的长期照射(long-term exposure, Long T),共计照射了40 Gy/20次

INFc,ly(+),v(+),pHM0,pVM0,Type 0-Ⅱc+Ⅱa,10 mm×7 mm,Lt,腺癌成分为浸润癌的约5%。

ESD 后经过 距 ESD 施行 1 个月后施行了 CRT。照射方法为从锁骨上开始包括腹部淋巴结在内的长期照射(long-term exposure, Long T),共计照射了 40 Gy/20 次(**图8**);化疗方面,施行 FP 疗法 2 个疗程[氟尿嘧啶(fluorouracil, 5-FU):700 mg/m², 第 1 ~ 4 日;顺铂(cisplatin, CDDP):70 mg/m², 第 1 日],未发现 Grade 3 以上的不良事件。此后虽然定期施行 CT,但在 CRT 结束 8 个月后的 CT 中,由于在降主动脉周围同时见有纵隔淋巴结、#1 和 #2 腹部淋巴结的转移复发,诊断为照射野内复发。其后虽然也施行了追加化疗,但在施行 ESD 的约 1 年

10 个月后因原发病死亡。

讨论

在治疗浅表型食管癌方面，根治性外科手术和根治性 CRT 是标准的治疗方法，但人们希望能有更微创的治疗方法。在近年的 JCOG0508 试验中，显示出 EMR/ESD + CRT 对于临床 Stage I（cT1b-SM1-2N0M0）浅表型食管癌的有效性。具体方案是：通过 EMR/ESD 后的病理诊断，对于 T1a 且脉管浸润阳性或 T1b 病例，预防性施行 41.4 Gy/23 次放射疗法（radiotherapy，RT）和 FP 疗法（CDDP + 5-FU）2 个疗程的联用疗法；对于 T1b 且深部切缘阳性病例，根治性施行 50.4 Gy/28 次 RT 和 FP 疗法 2 个疗程的联用疗法。预防性 CRT 组的 3 年生存率及 5 年生存率分别为 90.8% 和 89.7%，为与外科手术相当的生存效果。据此可以认为，EMR/ESD + CRT 对被认为可内镜治疗的 SM 癌是一种新的标准治疗方法。本疗法的优点是：通过在内镜下施行局部完全切除，降低 CRT 后的局部残留复发率；通过减少照射剂量，减少晚期不良事件的发生。

在本病例也判断通过 EUS 可以在确保深部切缘的情况下进行整块完全切除，因为在 CT 中未见明显的转移，因此认为 ESD + CRT 的治疗选择是合理的。另外，在切除标本的详细组织病理学检查中，浸润深度为浸润深度 1,000 μm 的 pT1b-SM2，深部切缘为阴性。因此，作为预防性 CRT，施行从锁骨上到包括腹部在内的 Long T 的 40 Gy/20 次照射，化学疗法是联用 FP 疗法 2 个疗程，治疗内容与 JCOG0508 试验相同。

但是，笔者认为，重要的是在本病例预防性 CRT 后发现了淋巴结转移复发。尽管在 JCOG0508 试验中分析了生存率，但关于包括转移复发在内的预后不良因素等尚未见报道。

Hamada 等报道了在其医院施行的对于食管浅表癌的内镜切除术（ER）+ CRT 后的长期效果，总生存率 3 年为 87%，5 年为 75%，效果良好；局部复发率，为 30% 左右，与根治性 CRT 后的 20% ~ 30% 相比，局部控制效果也是良好的。另一方面，转移复发率 3 年为 6%，5 年为 8%，作为复发部位，照射野内和照射野外各占一半，所以也应注意照射野内的转移复发。另外，值得注意的是，该转移复发病例的组织病理学表现全部为脉管浸润阳性，因此脉管浸润作为 ER + CRT 后的转移复发风险因素是很重要的。

另外，Koterazawa 等报道了对于施行 ESD 的非治愈切除浅表型食管癌病例的外科手术和 CRT 的长期预后，虽然在二者的生存率方面未见显著性差异，但在 pT1b-SM2 且脉管浸润阳性病例通过外科手术未见复发，而在 CRT 组因原发病死亡的病例明显较多，据此认为，对于 pT1b-SM2 且脉管浸润阳性的病例，外科手术更为有益。

根据上述报道，在考虑 pT1b-SM2 且淋巴管及静脉浸润阳性，并且浸润性发育的 INFc 的病例的追加治疗时，或许应判断为转移复发风险高而选择外科手术。

另外，作为预测食管癌预后的标志物，报道有 CK7。在食管，CK7 是使食管腺的导管上皮染色的上皮性标志物，而食管上皮不被染色。但是，据报道，在食管鳞状细胞癌，CK7 免疫染色呈阳性时生存率明显较低，被作为一种独立的预后预测因素。在本病例中，包括黏膜下浸润部在内的病变部也呈弥漫性 CK7 染色阳性，尽管通过内镜观察诊断为通常的黏膜下浸润癌，但综合脉管浸润等表现，病变的生物学恶性度高，认为有必要充分考虑追加治疗的内容。

在 JCOG0508 试验中，预防性 CRT 的生存率与外科手术相比并不逊色，但在本病例中这样的见有组织病理学上黏膜下深部浸润且脉管浸润阳性，而且 INFc 浸润和弥漫性 CK7 阳性的转移复发风险和预后不良因素的病变，被认为似乎也有必要提高治疗强度或选择外科手术。期待今后通过 JCOG0508 试验的次要因素分析阐明预后不良因素。

结束语

　　本文报道了 1 例在浅表型食管癌 ESD 后施行预防性 CRT 的病例。笔者认为在内镜切除后施行预防性治疗时，有必要在充分评估癌的恶性程度的基础上选择治疗方法。

参考文献

[1] 日本食道学会(編). 食道癌診療ガイドライン2017年版, 第4版. 金原出版, 2017.

[2] Shimizu Y, Kato M, Yamamoto J, et al. EMR combined with chemoradiotherapy：a novel treatment for superficial esophageal squamous-cell carcinoma. Gastrointest Endosc 59：199-204, 2004.

[3] Kurokawa Y, Muto M, Minashi K, et al. A phase II trial of combined treatment of endoscopic mucosal resection and chemoradiotherapy for clinical stage I esophageal carcinoma：Japan Clinical Oncology Group Study JCOG0508. Jpn J Clin Oncol 39：686-689, 2009.

[4] Minashi K, Nihei K, Ogawa G, et al. Final analysis of single-arm confirmatory study of diagnostic endoscopic resection (ER) plus selective chemoradiotherapy (CRT) for stage I esophageal squamous cell carcinoma (ESCC)：JCOG0508. J Clin Oncol 36 (suppl)：4023, 2018.

[5] Hamada K, Ishihara R, Yamasaki Y, et al. Efficacy and safety of endoscopic resection followed by chemoradiotherapy for superficial esophageal squamous cell carcinoma：a retrospective study. Clin Transl Gastroenterol 8：e110, 2017.

[6] Koterazawa Y, Nakamura T, Oshikiri T, et al. A comparison of the clinical outcomes of esophagectomy and chemoradiotherapy after noncurative endoscopic submucosal dissection for esophageal squamous cell carcinoma. Surg Today 48：783-789, 2018.

[7] Yamada A, Sasaki H, Aoyagi K, et al. Expression of cytokeratin 7 predicts survival in stage I/IIA/IIB squamous cell carcinoma of the esophagus. Oncol Rep 20：1021-1027, 2008.

[8] Oue N, Noguchi T, Anami K, et al. Cytokeratin 7 is a predictive marker for survival in patients with esophageal squamous cell carcinoma. Ann Surg Oncol 19：1902-1910, 2012.

Summary

Superficial pT1b-SM2 Esophageal Squamous Cell Carcinoma with Lymphnode Metastasis after ESD followed by Chemoradiotherapy, Report of a Case

Manabu Takeuchi[1], Takashi Kato[2], Junji Kohisa[1], Aiko Yoshioka[3], Takeshi Ito[4], Hiroyuki Usuda[5], Yoichi Ajioka[2]

　　A man in his 60s undergoing conventional esophagoscopy for surveillance was found to have a deeply depressed lesion (7mm) with marginal elevation. After observation with insufficient air supply, the lesion had no vertical fold and a firm consistently because of the loss of change in form. Narrow-band imaging with magnification of the depressed area revealed Type B2 microvessels throughout, and endoscopic ultrasound showed that the low echoic lesion extended around the muscular layers, suggesting a massive invasion of the submucosal layer. ESD (endoscopic submucosal dissection) followed by CRT (chemoradiotherapy) was planned according to the study protocols (study ID JCOG0508). Histopathology revealed poorly differentiated squamous cell carcinoma with massive submucosal invasion, infiltrative growth pattern, and lymphovascular involvement. Immunohistochemistry showed diffuse cytokeratin 7. Although additional CRT was applied (RT 40 Gy including Long T field, FP 2 course), multiple lymph node metastases in the radiotherapy field occurred 8 months after CRT. The patient died of primary cancer at 22 months after ESD despite additional chemotherapy.

[1]Department of Gastroenterology, Nagaoka Red Cross Hospital, Nagaoka, Japan.

[2]Division of Molecular and Diagnostic Pathology, Niigata University Graduate School of Medical and Dental Sciences, Niigata, Japan.

[3]Department of Gastroenterology, Saiseikai Kawaguchi General Hospital, Kawaguchi, Japan.

[4]Department of Radiology, Nagaoka Red Cross Hospital, Nagaoka, Japan.

[5]Department of Pathology, Nagaoka Red Cross Hospital, Nagaoka, Japan.

呈胃多发性憩室表现的
胶原性胃炎1例

吉村 大辅[1]　　中野 佳余子　　加藤 诚也[2]

北川 祐介[1]　　落合 利彰　　　茶圆 智人

福田 慎一郎　　泷泽 延喜　　　市田 香

梅谷 聪太　　　绿川 启一[3]

早期胃癌研讨会病例（2019年3月）
[1] 济生会福冈综合病院消化器内科
　　〒810-0001 福冈市中央区天神1丁目3-46
[2] 同　病理诊断科
[3] 绿川内科循環器科医院

摘要●患者为40多岁的男性。无症状，以检诊异常为原因被介绍到笔者所在医院就诊。在胃X线造影检查中，黏膜整体上粗糙；在胃体部皱襞消失，呈大小不一多发的类圆形、扁平的透亮征。另外，在胃体部大弯处，多发袖扣状的龛影。在EGD检查中，以胃体部为主见有高度的黏膜萎缩；以前后壁为中心呈大小不一的类圆形、扁平的黏膜呈岛状大量存在，其中的一部分在内部伴有浅而平缓的凹陷。在胃体部大弯，以粗糙的颗粒状黏膜为背景呈楔状~小孔状开口部的深凹陷多发。在胃体部前壁的类圆形岛状黏膜边缘的靶向活检中，在岛状黏膜部缺乏萎缩的胃底腺黏膜的表现，除了在其周围部见有高度的萎缩和假幽门腺化生外，以上皮下为中心，在黏膜固有层见有胶原带（collagen band）的沉积和慢性炎性细胞浸润，诊断为胶原性胃炎（collagenous gastritis）。胃体部大弯的多发性凹陷，被认为是继人们所知的在胶原性胃炎萎缩后残存的黏膜岛的中央缓慢凹陷的现象之后，慢性炎症继续发展而产生的壁内憩室。

关键词　胶原性胃炎　胃多发性憩室　狙击活检

前言

　　胶原性胃炎（collagenous gastritis）与胶原性结肠炎（collagenous colitis）一样，都是以上皮下的胶原带（collagen band）增生和黏膜固有层的慢性炎性细胞浸润为病理学特征的罕见疾病，被认为是起因于无幽门螺杆菌（*Helicobacter pylori*）感染的良性胃黏膜病变。此次，因为笔者等经治了1例除已被报道的影像学表现外，呈多发性憩室这一特异性病态的胶原性胃炎病例，故而在此进行报道。

病例

　　患　者：40多岁，男性，公司职员。

　　主　诉：无（检诊异常）。

　　家族史：无特殊。

　　既往史：幽门螺杆菌除菌（其他医院，5年多以前，未能详细追踪）。无过敏史。

　　生活史：不吸烟，偶尔饮酒，无常用药服用史。

　　现病史：201X年1月，在检诊性的胃X线造影检查中被指出异常，于同年5月被介绍到本院就诊。

入院时一般检查：身高 166 cm，体重 62 kg。无症状，未见异常体征。

入院时检查结果 血常规、血液生化学无异常，血清幽门螺杆菌 IgG 抗体（EIA 法）小于 3 U/mL，抗胃壁细胞抗体阴性，血清胃泌素值增高，为 400 pg/mL。

胃 X 线造影表现 在仰卧位正面像中，胃壁的伸展性良好，黏膜粗糙，以胃体部为中心毛玻璃样多发大小不一的类圆形或粗大颗粒状的透亮征（图 1a）。另外，在胃体部大弯多发微小的龛影（图 1a、b）。在仰卧位第 2 斜位像中，见有这些龛影如袖扣状向壁外突出的表现（图 1c）。

上消化道内镜检查（esophagogastroduodenoscopy, EGD）表现 与呈现无凹凸、比较均一的黏膜萎缩的幽门前庭部（图 2a）相比，胃体部呈现更严重的萎缩表现，可见稀疏的网状血管透见征（图 2b～d）。在前后壁呈残存状多发边缘平滑、粗大颗粒或大小不一的类圆形的扁平隆起（图 2c、d）。通过喷洒靛胭脂色素观察，在其内部见有伴浅而平缓凹陷的部分（图 2e、f）。胃体部大弯整体上严重萎缩，通过喷洒靛胭脂色素观察，可见多发具有从类圆形到楔状开口的微小而深的凹陷（图 2g）。凹陷开口部的周围黏膜呈严重萎缩的（图 2h）、呈开口部镶边样乳头状表面的（图 2i）、残存无萎缩的黏膜的（图 2j）等，表现多种多样。当用内镜前端的附件轻轻压迫胃体中部大弯的凹陷边缘时，黏膜翻转至管腔内呈隆起（图 2j、k）。

窄带成像（narrow band imaging, NBI）联合放大表现 在幽门部大弯（图 3a，蓝框部）的高倍放大像中，田埂样的表面微结构和窝间部的微血管结构均基本均一，为相当于八木等的 A–B 分类中 A–0 型的无萎缩的黏膜表现（图 3b）。在前庭部大弯（图 3a，黄框）的高倍放大像中，表面微结构几乎不能辨识，但可观察到上皮下血管网及被认为是集合细静脉的稀疏的网状血管结构，提示严重的黏膜萎缩（图 3c）。在胃体部大弯前壁的残存样的类圆形黏膜的观察（图 3d）中，其外侧为与前庭部大弯同样的高度萎缩黏膜表现（图 3e），而在类圆形黏膜内部，圆形的腺开口部和其周围的多角吻合状微血管均一排列，为极度缺乏萎缩的胃底腺黏膜的表现（图 3f）。

超声内镜检查（endoscopic ultrasonography, EUS）表现（12 MHz 细径探头，图 4） 胃体部大弯的楔状开口部第 1、2 层断裂，第 3 层作为嵌入捕章鱼罐中样的无回声像被扫查出来，为达到黏膜下层的壁内憩室的表现。

胃黏膜活检的组织病理学表现 在取材自前庭部大弯黏膜的活检中，见有胃小凹萎缩、上皮下嗜酸性沉积物所致的带样结构的形成、黏膜固有层的慢性炎性细胞浸润和轻度的纤维肌病（图 5a、b）。嗜酸性带（band）为 Azan 染色阳性（图 5c）、刚果红（Congo-red）染色阴性（图 5d）。在胃体部大弯前壁的类圆形黏膜边缘的靶向活检表现（图 5e）中，由明显的两个不同的区域组成，在一个区域见有被认为是类圆形黏膜内部的无萎缩的胃底腺黏膜（图 5f），在另一个区域见有被认为是类圆形黏膜周围的高度的腺管萎缩和假幽门腺化生、上皮下嗜酸性带的形成、黏膜固有层的慢性炎性细胞浸润及轻度的纤维肌病（图 5g）。上皮下的嗜酸性带为 Azan 染色阳性（图 5h）。

临床经过 即使在 EGD 的食管和十二指肠检查以及全大肠内镜检查中也没有发现黏膜异常。虽然询问了患者过去接受过幽门螺杆菌除菌的医疗机构，但未能确认其治疗史，具体情况不明。抗胃壁细胞抗体为阴性，认为也可以否定是自身免疫性胃炎。根据以上分析，诊断本病例为胶原性胃炎。由于无症状，在无治疗的情况下进行了随访观察，在约 1 年后的 EGD 检查中也未见明显的变化（图 6）。

讨论

胶原性胃炎是一种原因不明的罕见的慢性

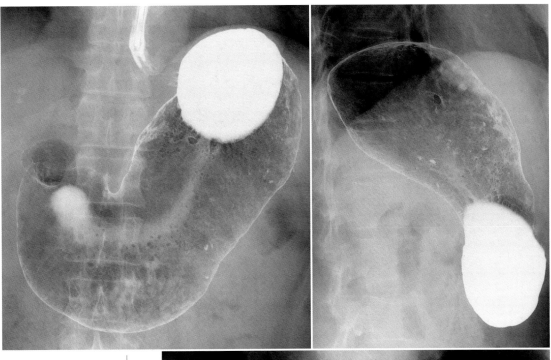

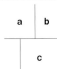

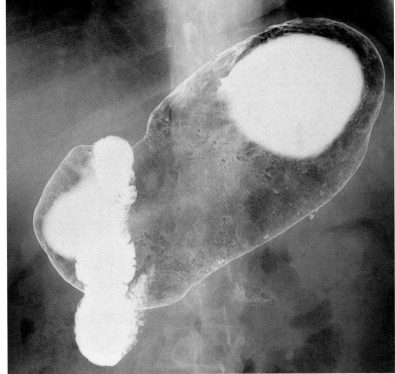

图1 胃X线造影像
a 仰卧位正面像。胃整体上伸展良好，在胃体部多发大小不一的颗粒状至类圆形的扁平透亮征，在胃体部大弯见有多处微小的龛影。
b 立位左侧卧位像。多发于胃体部大弯的龛影为小型，形状不一。
c 仰卧位第2斜位像。胃体部大弯后壁的龛影呈袖扣状突出。

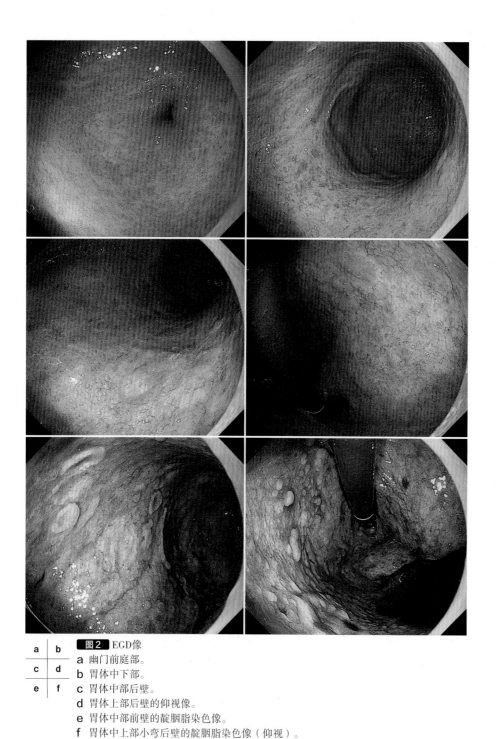

a	b
c	d
e	f

图2 EGD像
a 幽门前庭部。
b 胃体中下部。
c 胃体中部后壁。
d 胃体上部后壁的仰视像。
e 胃体中部前壁的靛胭脂染色像。
f 胃体中上部小弯后壁的靛胭脂染色像（仰视）。

胃炎，其发现始于1989年由Colletti和Trainer发表的1例15岁少女的病例报道。胶原性胃炎在病理学上与胶原性结肠炎一样，以上皮下胶原带的沉积（＞10μm）和黏膜固有层的慢性炎性细胞浸润为特征。尽管在欧美报道也很少，但一般认为存在有两种类型：一种是多发于儿童和青少年，只在胃有炎症存在，无症状或以剑突下痛和贫血为主诉的类型；另一种是多发

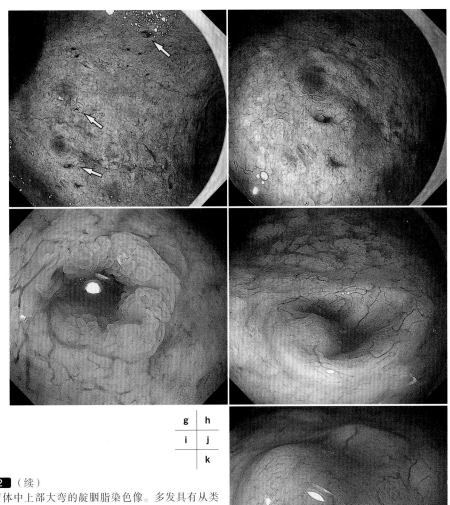

g	h
i	j
	k

图2 （续）

g 胃体中上部大弯的靛胭脂染色像。多发具有从类圆形到楔状开口部的微小而深的凹陷（黄色箭头所指）。

h 胃体上部大弯后壁的憩室样凹陷开口部的放大像。

i 胃体上部大弯的憩室样凹陷开口部的放大像。

j 胃体上部大弯前壁的憩室样凹陷开口部的放大像。

k 当用内镜前端附件轻轻压迫j的凹陷边缘时，凹陷内部的黏膜发生翻转，形成隆起。

于成人，还伴有胶原性结肠炎和胶原性口炎性腹泻（collagenous sprue）、淋巴细胞性结肠炎（lymphocytic colitis）等其他消化管炎症，以慢性水样腹泻为主诉的类型。日本报道的几乎全部都是前者，并且多为幽门螺杆菌未感染者。

本胃炎的影像学上的特征是以胃体部为中心的黏膜萎缩和多发的岛状或粗大颗粒状的黏膜。这是由于炎性细胞浸润和黏膜萎缩斑驳地扩展，萎缩程度较轻的黏膜呈残存样相对隆起而引起的。

在本病例中，通过内镜检查发现以胃体部为主的高度黏膜萎缩和树枝状或网状的血管透见征，在前后壁可以观察到岛状到粗大颗粒状的黏膜呈铺路石状。在岛状黏膜的NBI联合放大观察中，在其内部可以观察到均一的圆形小凹（round pit）和周围的多角吻合状微血管，

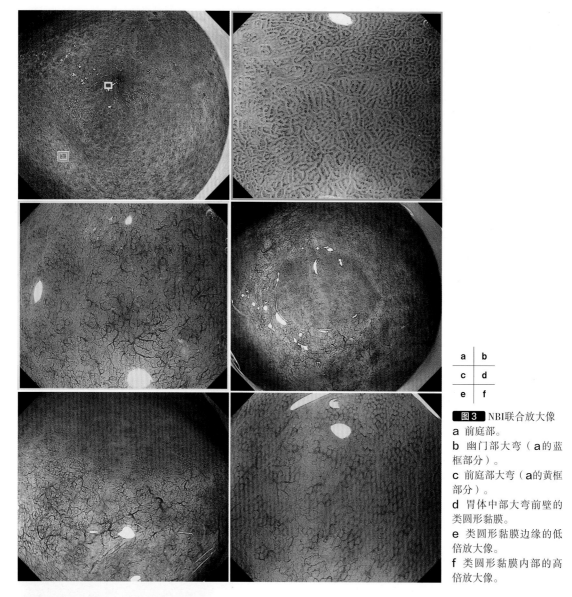

a	b
c	d
e	f

图3 NBI联合放大像
a 前庭部。
b 幽门部大弯（a的蓝框部分）。
c 前庭部大弯（a的黄框部分）。
d 胃体中部大弯前壁的类圆形黏膜。
e 类圆形黏膜边缘的低倍放大像。
f 类圆形黏膜内部的高倍放大像。

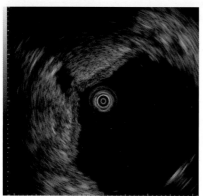

图4 EUS像（胃体上部大弯的凹陷开口部，12 MHz细径探头）。第1、2层断裂，在第3层有捕章鱼罐样的无回声像连续。将凹陷诊断为壁内憩室

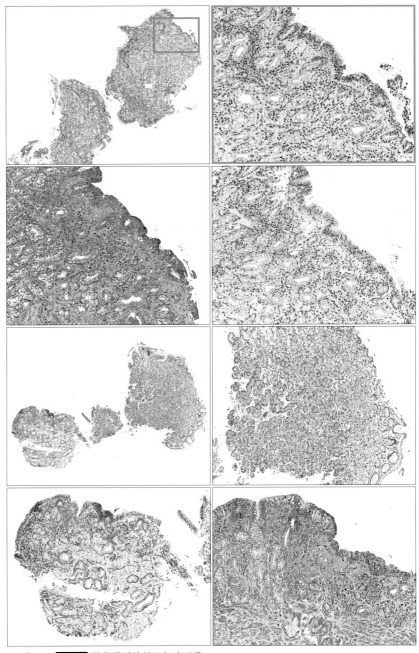

a	b
c	d
e	f
g	h

图5 胃黏膜活检的组织病理像

a 自前庭部大弯取材的活检组织病理像（HE染色）。见有胃小凹的萎缩和上皮下嗜酸性带样结构的形成，在黏膜固有层见有慢性炎性细胞浸润和纤维肌病。

b a的绿框部分的高倍放大像。在上皮下形成20～100μm的嗜酸性带（band）。

c 相当于b部位的Azan染色像。

d 相当于b部位的刚果红（Congo-red）染色像。

e 取材自胃体中部大弯前壁的类圆形黏膜边缘的活检组织病理像（HE染色）。

f 相当于e的类圆形黏膜内部的部位呈极度缺乏萎缩的胃底腺黏膜的表现。

g 在相当于e的类圆形黏膜周围的部位见有高度的黏膜萎缩和假幽门腺化生，以及上皮下的嗜酸性带形成和黏膜固有层的慢性炎性细胞浸润和纤维肌病。

h g的Azan染色高倍放大像。上皮下的带（band）为Azan染色阳性。

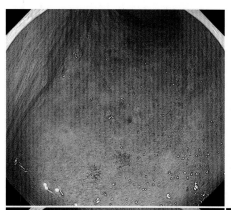

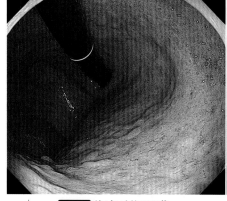
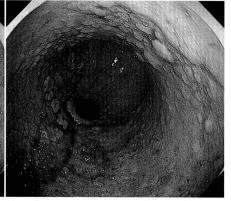

a	
b	c

图6 约1年后的EGD像
a 胃体部大弯。
b 胃体部小弯前壁（仰视像）。
c 胃体部的靛胭脂染色像。

而在其周围表面结构消失，呈不均一的集合细静脉和网状血管。在同一部位的靶向活检中，前者对应于无胶原带的、极度缺乏萎缩的胃底腺黏膜表现，后者对应于伴有慢性炎性细胞浸润和上皮下胶原带形成的高度腺管萎缩的表现，认为是支持胶原性胃炎这一诊断的表现。另外，在大多数较大的类圆形岛状黏膜，其内部浅而平缓地凹陷，这也与松本等所记载的本胃炎的形态特征一致。

本病例的特异性表现有：在黏膜萎缩表现最明显的胃体部大弯，残存样的黏膜岛几乎消失；在X线检查中见有袖扣状的小龛影；在内镜检查中，见多发具有从类圆形到楔状的小开口部的凹陷。在放大观察中，在部分开口部的周围残存有无萎缩的黏膜岛，当用内镜前端轻

轻向下角（down angle）压迫时，凹陷内的黏膜发生了翻转。另外，在其他开口部，仅在内部及其边缘残存有乳头状的表面结构，周围呈高度萎缩。在EUS检查中，显示凹陷是嵌入于黏膜下层的壁内憩室。虽然关于壁内憩室的成因尚不明确，但当综合本病例的多种多样的憩室表现时，笔者认为，由于在类圆形的岛状黏膜的内部，因胶原性胃炎引起的不均一的炎症和黏膜萎缩的进展而形成平缓的凹陷，进一步因慢性炎症和黏膜萎缩的进展而凹陷嵌入黏膜下层。类似的表现在过去的文献中未能检索到，因为在形成上皮下胶原带的萎缩黏膜的固有层可以观察到纤维肌病，提示是与幽门螺杆菌感染无关的长期而慢性的炎症转变，认为很有可能是胶原性胃炎的晚期表现。

本胃炎的机制发生不明，其治疗方法也未见报道。像幽门螺杆菌胃炎和 A 型胃炎那样的与胃癌之间的关系也不明确。认为不仅需要今后积累病例，包括本病例在内也必须进行认真仔细的长期随访观察。

结束语

笔者认为，本病例呈现的胃多发性憩室是特异性的。虽然认为壁内憩室是通过在萎缩中残存的黏膜内部发生胃炎和萎缩而深陷形成的，但其病因目前尚不明确。

致谢

承蒙福冈大学筑紫医院病理部的二村聪先生对本病例的病理学研究给予了重要的帮助，佐久医疗中心内镜内科的小山恒男先生对影像学提示给予了指导，在此深表感谢。

参考文献

[1] Colletti RB, Trainer TD. Collagenous gastritis. Gastroenterology 97:1552-1555, 1989.
[2] Lagorce-Pages C, Fabiani B, Bouvier R, et al. Collagenous gastritis：a report of six cases. Am J Surg Pathol 25:1174-1179, 2001.
[3] 小山茂樹，武田尚子，藤山佳秀，他. collagenous gastritis の 1 例—本邦初報告例. 胃と腸 41:1082-1088, 2006.
[4] 八木一芳，佐藤聡也，中村厚夫，他. Helicobacter pylori 感染の進展と胃粘膜 NBI 拡大観察. 胃と腸 44:1446-1455, 2009.
[5] Freeman HJ. Topographic mapping of collagenous gastritis. Can

---

病理概评 | 九嶋 亮治 滋贺医科大学病理学讲座（附属医院病理诊断科）

在美国的 Colletti 等（吉村论文的文献 1）报道了世界上第 1 例胶原性胃炎（collagenous gastritis）的同一年，笔者在德国留学时代的恩师 Borchard 等报道了欧洲的第 1 例胶原性胃炎（文献 1）。虽然那是发表在创刊于 1875 年的名为 *Deutsche Medizinische Wochenschrift* 的历史悠久的杂志，但可惜的是由于是德语论文，很少被引用（日语论文也是一样）。笔者在留学期间看到了这个病例，决心在日本也要发现这样的病变。回国后经过数年，在被诊断为"青少年胃癌或恶性淋巴瘤"的女高中生的胃活检中发现了这种病变，并在《病理学》杂志上附上内镜照片以英文报道了亚洲第 1 例（作为概评的文献 2）。小山等的论文（吉村论文的文献 3）就是最早将这种病变发表到杂志上的论文。从那以后，在早期胃癌研讨会等研讨会和《胃与肠》上报道了很多病例，笔者也看到了很多会诊病例。除了可以观察到类圆形岛状结节多发的 X 线造影像和内镜像的美丽的图像之外，最近甚至连放大观察也被展示出来，这大概是日本的"家传技艺"吧。胶原性胃炎的病因虽然现在尚不明确，但是伴有慢性炎性细胞浸润、形成胶原带（collagen band）的是在胃底腺黏膜的被覆上皮的正下方，破坏胃上皮干细胞（progenitor cell）的腺颈部，所以胃黏膜上皮很难进行细胞更新，伴有假幽门腺化生的黏膜萎缩进展。一般认为，因为这种病变是不连续发生的，所以形成岛状的残存黏膜。日本人发生的胶原性胃炎大多与口炎性腹泻（celiac sprue）和胶原性结肠炎（collagenous colitis）没有关系，发病者几乎全都是青少年。本病例大概也是在 10 多岁时发病，认为是长期的慢性持续性胃黏膜受到损伤，变薄的区域由于内压而形成壁内憩室。在活检组织中，严重的纤维肌病（自黏膜肌层增长的平滑肌束交错的表现）对于胃黏膜来说表明了长年的生物防御反应的经过。因此开始担心起来，笔者等最初看到的女高中生（当时）的胃黏膜现在变得怎样了呢？

参考文献

[1] Borchard F, Niederau C. Collagenous Gastroduodenitis [in German]. Dtsch Med Wochenschr 114:1345, 1989.
[2] Kajino Y, Kushima R, Koyama S, et al. Collagenous gastritis in a young Japanese woman. Pathol Int 53:174-178, 2003.

J Gastroenterol 15:475-478, 2001.

[6] Kamimura K, Kobayashi M, Narisawa R, et al. Collagenous gastritis：endoscopic and pathologic evaluation of the nodularity of gastric mucosa. Dig Dis Sci 52:995-1000, 2007.

[7] 小林正明, 佐藤祐一, 上村顕也, 他. 胃・十二指腸における collagenous colitis類似病変の特徴. 胃と腸 44:2019-2028, 2009.

[8] 松本由華, 蔵原晃一, 大城由美, 他. 若年女性にみられた collagenous gastritisの1例. 胃と腸 46:1389-1396, 2011.

[9] 高橋亜紀子, 小山恒男. 非腫瘍性疾患—collagenous gastritis. 胃と腸 50:814-817, 2015.

Summary

Collagenous Gastritis Presenting as Multiple Gastric Intramural Diverticulosis, Report of a Case

Daisuke Yoshimura[1], Kayoko Nakano,
Seiya Kato[2], Yusuke Kitagawa[1],
Toshiaki Ochiai, Tomohito Chaen,
Shinichiro Fukuda, Nobuyoshi Takizawa,
Kaoru Ichida, Souta Umetani,
Keiichi Midorikawa[3]

A 46-year-old asymptomatic man was referred to our hospital for further assessment of abnormal findings obtained from a barium X-ray of the stomach conducted during a health checkup. Gastroscopic examination revealed diffuse mucosal atrophy, which is more prominent in the gastric body than in the antrum. Moreover, multiple round or granular mucosal islands were scattered in the anterior or posterior wall of the gastric body. The surface of some round mucosal islands had shallow superficial depressions. Multiple deep depressions with small round or wedge-shaped orifices were also observed in the great curvature of the gastric body. Endoscopic ultrasonography revealed that these depressions were indicative of intraluminal diverticula. Biopsy revealed foveolar atrophy with chronic mucosal inflammation and a thickened eosinophilic band-like deposition beneath the epithelium, which yielded positive results for Azan staining and negative for Congo red or amyloid staining. These findings were consistent with those of collagenous gastritis. The biopsy results of another specimen collected from the edge of the round mucosal island of the gastric body did not reveal any remarkable findings, suggesting chronic inflammation inside the round mucosal islands. In contrast, the typical findings of collagenous gastritis, as described above, were found on the outer part of the round mucosa, indicating that collagenous gastritis causes diffuse, noncomparable, map-like mucosal inflammation and atrophy. In this case, multiple intramural diverticulosis progressed to collagenous gastritis.

[1]Division of Gastroenterology, Saiseikai Fukuoka General Hospital, Fukuoka, Japan.

[2]Division of Pathology, Saiseikai Fukuoka General Hospital, Fukuoka, Japan.

[3]Midorikawa Clinic, Fukuoka, Japan.

呈较高的黏膜下肿瘤样隆起的胃底腺型胃癌1例

土方 一范[1]　　由雄 敏之[1]　　河内 洋[2]
吉水 祥一[1]　　堀内 裕介　　　石山 晃世志
平泽 俊明　　　土田 知宏　　　庄司 佳晃[3]
比企 直树　　　藤崎 顺子[1]

早期胃癌研讨会病例（2018 年 11 月）
[1] がん研究会有明病院消化器内科
　　〒135-8550 东京都江东区有明 3 丁目 8-31
　　E-mail：kazunori.hijikata@jfcr.or.jp
[2] 同　病理部
[3] 同　消化器外科

摘要●患者70多岁，男性。在胃体上部前壁见有30 mm大小、柔软而呈SMT样的扁平隆起性病变（0–Ⅱa型）。根据内镜表现和活检病理诊断的结果，诊断为胃底腺型腺癌cT1bN0M0 Stage ⅠA，施行了腹腔镜下贲门侧胃切除、D1 +廓清术。组织病理学上为由呈主细胞分化和颈黏液细胞分化的肿瘤细胞构成的胃底腺型腺癌，虽然病变的主体位于黏膜深层到黏膜下浅层，但在黏膜下深层肿瘤腺管的囊肿样扩张明显，认为是形成肿瘤厚度的要素之一。另外，在肿瘤附近的黏膜下间质见有轻微的水肿样变化，认为其结果是形成了柔软而较高的隆起。如上所述，因为笔者等经治了1例呈较高扁平隆起的胃底腺型胃癌，故在此加以报道。

关键词　胃底腺型胃癌　黏膜下浸润　囊肿

前言

　　笔者等经治了 1 例呈较高黏膜下肿瘤（submucosal tumor，SMT）样隆起的、瘤径较大的胃底腺型胃癌。在本文中展示了在病例诊治过程中所拍摄的内镜像和组织病理像，并就本病例的特征性表现进行了报道。

病例

　　患　者：70 多岁，男性。

　　主　诉：无。

　　既往史：无特殊。

　　家族史：无特殊。

　　现病史：在检诊的上消化道 X 线造影检查中被指出有异常阴影，在附近的医院就诊。为了接受治疗被介绍到本院就诊。

　　一般检查：身高 176 cm，体重 67 kg，体温36.3℃，血压 120/77 mmHg，脉搏 66 次 / min，意识清晰，眼睑结膜无贫血，眼球结膜无黄染，呼吸音清，心音纯，腹部平坦而软，无压痛。未触及浅表淋巴结。

　　血液检查结果：血常规、血液生化学检查无特别记录事项。肿瘤标志物水平（CEA、CA19–9、AFP、CA125）在正常范围内。抗幽门螺杆菌（*Helicobacter pylori*）IgG 抗体阴性。

　　上消化道 X 线造影表现　在背景黏膜未见怀疑萎缩的表现，认为是与幽门螺杆菌未感染相符的表现（**图1a**）。在胃体上部见有约 30

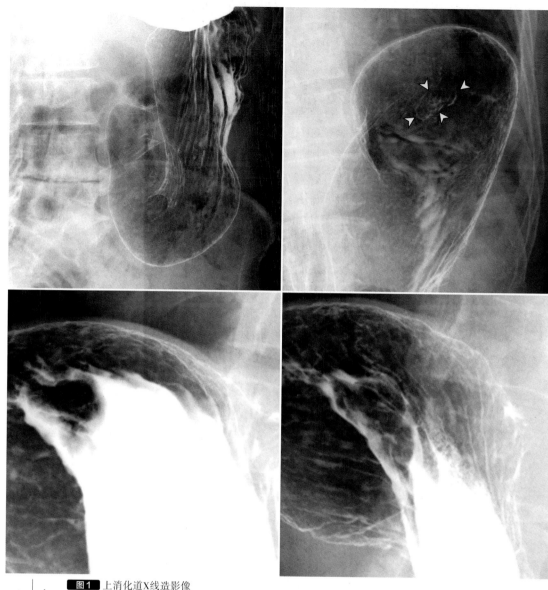

a	b
c	d

图1 上消化道X线造影像

a 仰卧位双重造影第1斜位像。在背景黏膜上未见怀疑为萎缩的表现。

b 立位双重造影正面像。在胃体上部见有约30 mm大小的椭圆形透亮征（黄色箭头所指）。

c 半立位俯卧位双重造影第2斜位像。显示出SMT样的隆起。

d 半立位俯卧位双重造影第2斜位像。认为肿瘤被正常上皮所覆盖。

mm 大小的椭圆形的透亮征，认为是隆起性病变（**图1b**）。因为在病变的边缘有造影剂潴留的像，有桥形皱襞（bridging fold），因此认为是呈 SMT 样隆起的病变（**图1c**）。因随空气量的不同可见病变形状的变化，被认为是比较软的肿瘤（**图1c、d**）。肿瘤的边缘一部分呈结节状，可以清晰地追踪（**图1d**）病变表面的

性状与周围黏膜无差异，认为肿瘤被正常上皮所覆盖（**图1b ~ d**）。

上消化道内镜检查（esophagogastro-duodenoscopy, EGD）表现 在背景黏膜未见萎缩（**图2a**）。在胃体上部前壁见有 30 mm 大小、呈平缓隆起的 SMT 样病变。病变部的黏膜在边缘与周围未见差别，但在中央伴有

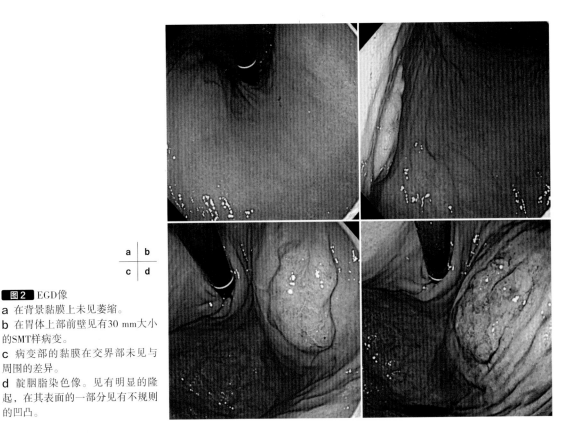

a	b
c	d

图2 EGD像
a 在背景黏膜上未见萎缩。
b 在胃体上部前壁见有30 mm大小的SMT样病变。
c 病变部的黏膜在交界部未见与周围的差异。
d 靛胭脂染色像。见有明显的隆起，在其表面的一部分见有不规则的凹凸。

颗粒状变化和瘢痕样变化（**图2b～d**）。

窄带成像（narrow band imaging, NBI）表现 在非放大观察中，病变与周围的黏膜相连续，被同样的黏膜所覆盖，未发现由黏膜面的变化所导致的区域性。在放大观察中，在病变的隆起部分可以观察到让人联想到与周围黏膜连续的、完好的胃底腺的圆形小凹（round pit）（**图3a**）。在病变中央部的低倍放大观察中，表面结构处变得粗大，与边缘相比看起来略显褐色，可以看出再生/增生性变化（**图3b**）。虽然进一步放大观察，但在病变部没有发现明显的不规则形血管，也未能观察到提示上皮下肿瘤露出的表现（**图3c**）。

超声内镜检查（endoscopic ultrasonography, EUS）表现 见有以第2、3层为主体的、回声强度基本均一的低回声肿瘤，在第3层见有使人联想到囊肿样变化的低回声区（low echoic area）（**图3d**）。

活检病理诊断 胃底腺型胃癌（adenocarcinoma fundic-gland type）（tub1 > tub2）。

腹部CT表现 病变在胃体上部前壁作为隆起性肿瘤被捕捉到。未见明显的淋巴结转移、远处转移。

临床经过 根据上述检查结果，诊断为U、Ant、Type 0-Ⅱa、30 mm、cT1bN0M0 Stage ⅠA的胃底腺型胃癌，施行了腹腔镜下贲门侧切除、D1 + 廓清。

切除标本的肉眼表现（图4a、b） 见有最大径30 mm、平缓隆起的SMT样病变。其中央部的表面结构虽然略有凹凸，但色调和性状均与周围黏膜未见太大的差别。在剖面上见有黄白色的实质性肿瘤，而在深部则见有囊肿样结构（**图4c、d**）。

组织病理学表现 以无萎缩的胃底腺黏膜为背景，从黏膜中层到深层、黏膜下层见有由

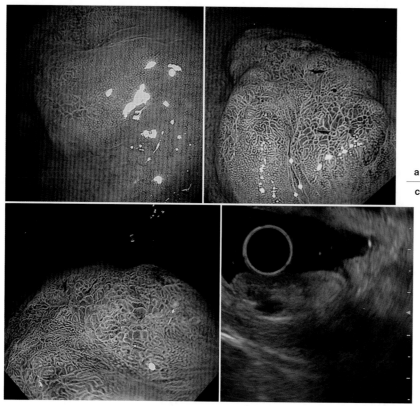

a	b
c	d

图3 NBI像以及EUS像
a 在病变的隆起部分可以观察到圆形的胃小凹（round pit）。
b 在病变中央部分可见再生/增生性变化。
c 在病变部位未见提示上皮下肿瘤露出的表现。
d EUS像。见有以第2、3层为主体的低回声肿瘤和第3层的低回声区（low echoic area）。

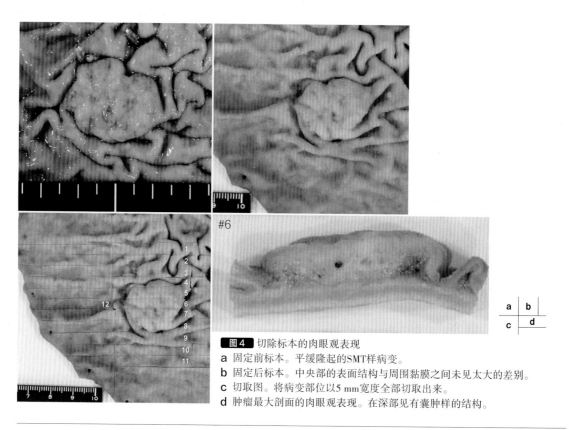

a	b
c	d

图4 切除标本的肉眼观表现
a 固定前标本。平缓隆起的SMT样病变。
b 固定后标本。中央部的表面结构与周围黏膜之间未见太大的差别。
c 切取图。将病变部位以5 mm宽度全部切取出来。
d 肿瘤最大剖面的肉眼观表现。在深部见有囊肿样的结构。

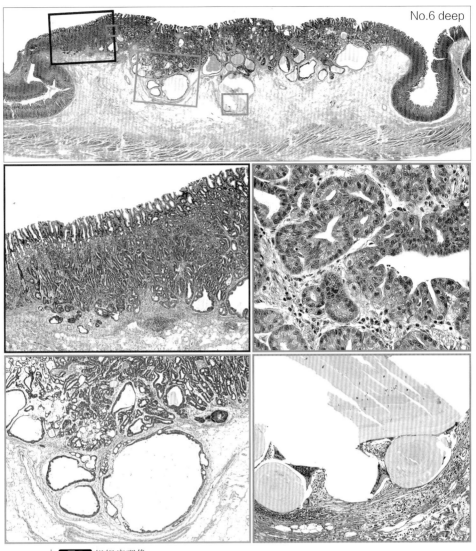

图5 组织病理像

a HE染色微距像（切片6）。从黏膜的中层到深层、黏膜下层见有由小型腺管的密集增生所构成的肿瘤。

b a的红框部中倍放大像。呈不规则排列或走行、分支的中分化~高分化管状腺癌。

c a的绿框部高倍放大像。可见具有类圆形/椭圆形核的圆柱状~立方状的肿瘤细胞，核假复层明显。细胞质呈弱嗜酸性~暗色调，类似于固有腺细胞。

d a的蓝框部高倍放大像。在黏膜下层可见囊肿样扩张的肿瘤腺管。

e a的橙框部高倍放大像。一部分扩张的腺管破裂，内部的分泌物逸出到间质，显示异物反应。

a	
b	c
d	e

小型腺管密集增生所构成的肿瘤（**图5a**）。在中倍放大像中，肿瘤腺管呈不规则的排列和走行/分支的中分化~高分化管状腺癌的表现（**图5b**）。在高倍放大像中，可以看到具有类圆形/椭圆形核的圆柱状~立方状的肿瘤细胞，假复层明显。细胞质为双染性，可以观察到一部分壁细胞样的嗜酸性颗粒状细胞。细胞形态类似于胃的固有腺细胞（**图5c**）。在黏膜下层存在有囊肿样扩张的肿瘤腺管（**图5d**），一部分腺管破裂，内部的分泌物逸出到间质，

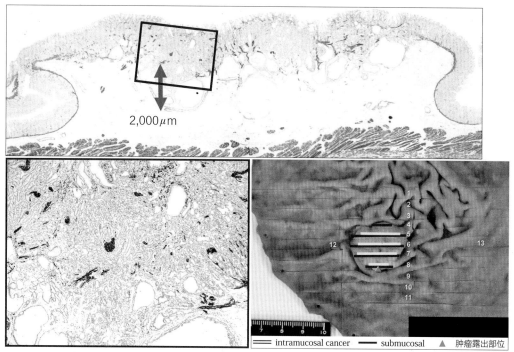

图6 免疫染色及特殊染色像（切片6）

a desmin免疫染色像。黏膜肌层平滑肌纤维呈断片状。自设想的黏膜肌层测定的浸润距离为2,000 μm，诊断为pT1b2。

b a的红框部的中倍放大像。可以确认断片化的平滑肌纤维。

c 重构图（标测）。肿瘤露出到黏膜表面的仅有一处，范围非常狭小。

a	
b	c

见有异物反应（**图5e**）。肿瘤以黏膜面成分被保持的状态在卷入黏膜肌层的同时向黏膜下层浸润。通过desmin染色确认了呈肿瘤内断片化的平滑肌纤维，从设想的黏膜肌层下缘测定浸润距离，诊断为2,000 μm，pT1b2（SM2）（**图6a、b**）。脉管浸润呈阴性。病变表面几乎被非肿瘤性的小凹上皮所覆盖，但在中心部肿瘤一直达到表层附近，在表面的小凹上皮上见有排列的紊乱和增生性变化。肿瘤向黏膜表面的露出仅有一处，范围非常狭小（**图6c**）。

免疫组织化学染色结果 MUC6、pepsinogen I在大部分肿瘤细胞呈阳性，H⁺/K⁺-ATPase仅极少部分呈阳性，MUC5AC为阴性。在阿利新蓝-过碘酸-雪夫（Alcian blue-periodic acid-Schiff，AB-PAS）试剂染色中黏液产生极少，HIK1083为阴性。以上结果显示，细胞表型相当于胃底腺型腺癌。MIB-1指数高达18.9%，*p53*为野生

型模式（散在性弱阳性）（**图6d～k**）。

病理诊断 胃腺癌（adenocarcinoma of the stomach），近端胃切除术（proximal gastrectomy）；U，Ant，30 mm×24 mm，Type 0-Ⅱa，adenocarcinoma，tub2 > tub1（fundic-gland Type），pT1b2（SM2 2,000 μm），ly0，v0，pUL0，INFa，PM0（35 mm），DM0（35 mm），pN0（0/24）。

讨论

以2007年Tsukamoto等的1例报道为开端，2010年由Ueyama等总结出胃底腺型胃癌的概念。胃底腺型胃癌是较新的胃癌组织亚型。其组织病理学特征是主要模仿向正常胃底腺黏膜的颈部黏液细胞（副细胞）和主细胞系列的细胞分化的肿瘤。从《胃癌处置规则（第15版）》开始记载胃底腺型胃癌的名称，随着疾病概念

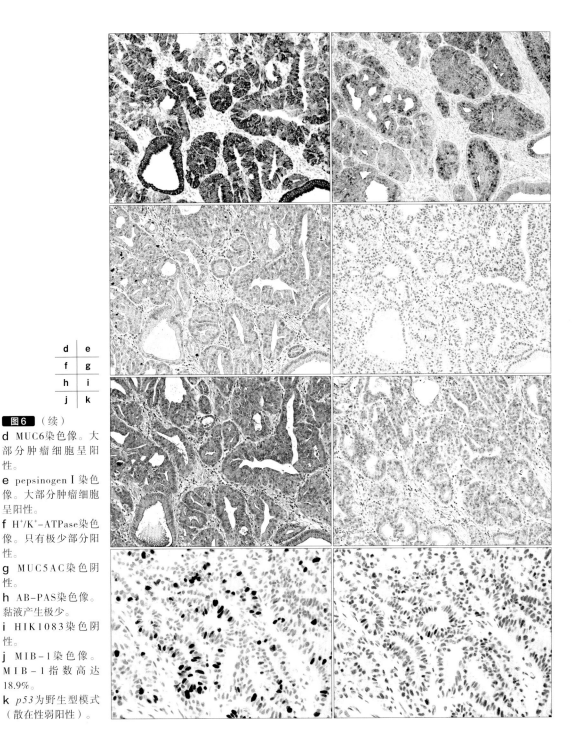

d e
f g
h i
j k

图6（续）

d MUC6染色像。大部分肿瘤细胞呈阳性。

e pepsinogen I 染色像。大部分肿瘤细胞呈阳性。

f H$^+$/K$^+$-ATPase染色像。只有极少部分阳性。

g MUC5AC染色阴性。

h AB-PAS染色像。黏液产生极少。

i HIK1083染色阴性。

j MIB-1染色像。MIB-1指数高达18.9%。

k p53为野生型模式（散在性弱阳性）。

的普及，相关报道也在逐渐增加。

作为胃底腺型胃癌的临床特征，虽然在幽门螺杆菌感染病例中也可以发现，但与本病例同样，多发生在幽门螺杆菌未感染而没有萎缩的胃黏膜上。发生部位多为 U 区，内镜特征有：

①SMT 样的隆起性病变；②褪色或白色；③扩张的树枝状血管；④背景黏膜未见萎缩。另外，与在肿瘤表层伴有小凹上皮分化成分的胃底腺黏膜型腺癌相区别，在小凹上皮区域未见肿瘤性变化。本病例中在黏膜中层至黏膜下层存在

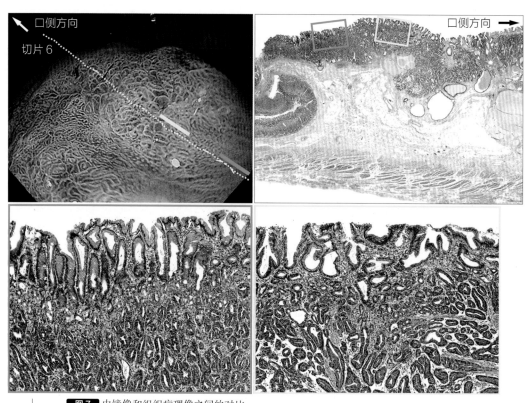

a	b
c	d

图7 内镜像和组织病理像之间的对比

a 病变隆起部分的NBI联合放大内镜像。
b 与a的白色虚线部一致的组织病理像（切片6）。蓝框部和黄框部与a的蓝线部和黄线部一致。
c b的蓝框部放大像。在病变的隆起部分，即使是肿瘤部分也被完好的小凹上皮所覆盖。
d b的黄框部放大像。当肿瘤接近至黏膜表面时，非肿瘤性的小凹上皮显示再生/增生性变化。

表1 pT1b2（SM2）的胃底腺型胃癌（*n* = 16）

年龄（岁）	性别	部位	肉眼分型	肿瘤径（mm）	ly	v
40多	男	M	IIa	8	0	0
72	男	M	IIa	17	0	0
47	男	M	IIc	18	0	1
62	男	M	IIc	19	0	1
50多	男	M	IIa+IIc	42	0	0
50多	男	U	IIa+IIc	7	0	0
67	男	U	IIa	8	0	0
60多	男	U	IIa	10	0	0
62	男	U	IIc	14	0	0
66	男	U	IIa	20	0	0
71	男	U	IIa	不明	0	0
75	女	U	IIa	4	0	0
74	女	U	IIa	6	0	0
74	女	U	IIa+IIc	6	NA	NA
69	女	U	IIa	8	0	0
78	女	U	IIa	13	0	1

肿瘤，在小凹上皮区域未发现肿瘤性变化，与前述的特征一致。多数胃底腺型胃癌为低度异型，细胞增殖活性较低，据报道 MIB-1 指数平均为 7%，但在本病例为 18.9%，相对较高。

笔者对本病例的内镜像和组织病理像进行了对比（**图7a、b**）。内镜像中，在病变的隆起部分见有使人联想到与周围黏膜连续的完整胃底腺（**图7a**，蓝线）的 round pit。在对应同部位的组织病理像中，肿瘤的存在部位是黏膜深部，其表层被完整的小凹上皮所覆盖（**图7c**）。

在病变隆起部的内镜像中，表面结构粗大化，可以看出再生/增生性变化（**图7a**，黄线部分）。在组织病理像中，随着肿瘤的增大，肿瘤一直接近黏膜表面，非肿瘤性的小凹上皮显示再生/增生性变化，排列紊乱（**图7d**）。

本病例的肿瘤长径为 30 mm 大小，比既往报道的平均约 10 mm 大。另外，其形态特征是高而柔软的隆起。笔者认为这是因为在组织病理学表现中见有囊肿样扩张的肿瘤腺管，在黏膜下层的这些腺管形成了肿瘤的厚度（**图 5a、d**）。在 EUS 检查中也捕捉到了第 3 层的囊样变化（**图 3d**）。

作为表现特征性的另一个理由，黏膜下的水肿性变化也被考虑。上述显示囊肿样扩张的肿瘤腺管的一部分破裂，内部分泌物逸出到间质，显示出异物反应（**图 5e**）。由于这种分泌物逸出到间质和与之相伴的炎症引起水肿，结果可能形成了高而柔软的隆起。

在《医学中央杂志》数据库中以胃底腺型

临床概评　中岛 宽隆　早期胃癌检诊协会

胃底腺型胃癌是在 2010 年被提出的新的疾病概念。由于其影像学表现和临床病理学特征在本文中已被记述，所以在此不做赘述。但在此前报道的多数是在病变相对较小时通过内镜治疗被切除的病例，而本文所展示的病例是在维持胃底腺型胃癌特异性表现的情况下，呈长径 30 mm 的黏膜下肿瘤（submucosal tumor, SMT）样发育，接受外科手术而从病理学上阐明了在黏膜下的肿瘤浸润方式，这一点非常令人感兴趣。在早期

胃癌研讨会上有人指出，病变呈现出柔软的 SMT 样形态是由于肿瘤浸润部的水肿样变化。另外，肿瘤腺管在浸润的深部呈囊肿样扩张也引起了与会者的讨论。这些表现是否为这种新型胃癌的发育浸润方式的主要途径，尚存不明之处。期待能通过积累病例推进对其自然发展史和长期预后的研究，确立包括对胃底腺型胃癌的合理的诊断法和治疗法在内的临床处置方法。

病理概评　海崎 泰治　福井县立医院病理诊断科

本病例为病变整体呈较高黏膜下肿瘤（submucosal tumor, SMT）样隆起的瘤径较大的胃底腺型胃癌。在早期胃癌研讨会上进行病例展示时，隆起的原因是一个问题。与会者根据组织病理学表现推测，水肿存在于黏膜下层，是其导致的隆起。

论文作者在论文中推测，隆起的原因是肿瘤的厚度本身和黏膜下的水肿，而水肿的原因是黏膜下浸润部的腺管的破坏。

另一方面，笔者想提示，有可能是因为肿瘤的厚度和大小，通过蠕动运动牵拉肿瘤及其周围，导致黏膜下的水肿和隆起的增高。作为其根据可以举出以下几点：在肿瘤腺管间的黏膜固有层内存在轻度的纤维肌病；在

固有肌层正上方的黏膜下层内伴有较厚的纤维化。

因为胃底腺型胃癌多数为瘤径比较小的病变，高度浸润的病例较少，因此多数为内镜黏膜下剥离术（endoscopic submucosal dissection, ESD）病例。由于在 ESD 中向黏膜下层进行局部注射，有意图地造成水肿，因此很难控制黏膜下水肿。这就导致了难以阐明本病例的隆起的原因。

笔者认为，在胃底腺型胃癌的瘤径增大时，呈现伴有较高隆起的 SMT 形态应该是一种普遍现象，但只有通过病例的积累才能证明这一点。

胃癌为关键词进行检索的结果，pT1b2（SM2）的胃癌包括笔者等经治的病例在内为 16 例（**表1**）。以男性、U 区居多，肉眼分型中包括 SMT 样隆起在内的 0–Ⅱa 型占了绝大部分，但未见像笔者等经治的病例这样呈高隆起的报道。肿瘤长径为 4 ~ 42 mm，范围较宽，淋巴管浸润全例为阴性，静脉浸润 3 例为阳性（19%），与通常型胃癌相比有脉管浸润较少的趋势。

结束语

笔者等经治了 1 例，30 mm 大小、伴有高隆起的胃底腺型胃癌。虽然关于胃底腺型胃癌的报道有增加的趋势，但是病例数还很少，今后也有必要对特征性病例进行分析和通过多数病例进行病理分析。

致谢

在结束本文之际，请允许我向协助进行 pepsinogen Ⅰ 免疫染色的福井县立医院病理诊断科的海崎泰治医生表示深深的谢意！

参考文献

[1] Tsukamoto T, Yokoi T, Maruta S, et al. Gastric adenocarcinoma with chief cell differentiation. Pathol Int 57:517-522, 2007.

[2] Ueyama H, Yao T, Nakashima Y, et al. Gastric adenocarcinoma of fundic gland type (chief cell predominant type)：proposal for a new entity of gastric adenocarcinoma. Am J Surg Pathol 34:609-619, 2010.

[3] 九嶋亮治, 葛原正樹, 馬場正道, 他. 胃底腺型胃癌の病理組織学的理解と鑑別診断. 胃と腸 50:1481-1491, 2015.

[4] 日本胃癌学会（編）. 胃癌取扱い規約, 第15版. 金原出版, 2017.

[5] 大原秀一, 北川靖, 加藤元嗣, 他. 胃底腺型胃癌の臨床的特徴—内視鏡所見を中心に. 胃と腸 50:1507-1520, 2015.

[6] Ueyama H, Matsumoto K, Nagahara A, et al. Gastric adenocarcinoma of the fundic gland type (chief cell predominant type). Endoscopy 46:153-157, 2014.

[7] 藤原昌子, 八尾建史, 今村健太郎, 他. 胃底腺型胃癌と胃底腺粘膜型胃癌の通常内視鏡・NBI併用拡大内視鏡所見. 胃と腸 50:1548-1558, 2015.

[8] 八板弘樹, 蔵原晃一, 大城由美, 他. 胃底腺型胃癌の臨床的特徴—X線・内視鏡所見を中心に. 胃と腸 50:1493-1506, 2015.

[9] 上山浩也, 八尾隆史, 永原章仁. 特殊な組織型を呈する早期胃癌—胃底腺型胃癌. 胃と腸 53:753-767, 2018.

[10] Yoshitake K, Kumashiro Y, Watanabe T, et al. Laparoscopic gastrectomy for gastric adenocarcinoma of the fundic gland type—Report of a Case. Gan To Kagaku Ryoho 43:1875-1877, 2016.

[11] 中野浩一郎, 榊原一貴, 深尾俊一, 他. 当院健診センター人間ドック上部内視鏡で発見された胃底腺型胃癌5例の検討. 人間ドック 31:48-54, 2016.

[12] 藤澤貴史, 上山茂充, 大内佐智子, 他. 胃型分化型腺癌に特徴的な Narrow band imaging (NBI) 拡大像が観察された胃底腺型胃癌の1例. Gastroenterol Endosc 53:3769-3775, 2011.

[13] 奥野のり子, 寺畑信太郎, 杉口俊, 他. 低異型度胃底腺型胃癌の1例の報告と追加15症例の検討. 診断病理 32:50-56, 2015.

[14] 八幡晋輔, 大内佐智子, 塩澤寛子, 他. *Helicobacter pylori* 未感染粘膜に発生した胃底腺型胃癌の1例. Gastroenterol Endosc 56:1763-1769, 2014.

[15] 内田苗利, 和泉元喜, 土屋一泉, 他. 胃底腺型胃癌の1例. Pro Dig Endosc 82:142-143, 2013.

Summary

Gastric Adenocarcinoma of Fundic Gland Type with a Highly Elevated Gross Shape, Report of a Case

Kazunori Hijikata[1], Toshiyuki Yoshio, Hiroshi Kawachi[2], Shoichi Yoshimizu[1], Yusuke Horiuchi, Akiyoshi Ishiyama, Toshiaki Hirasawa, Tomohiro Tsuchida, Yoshiaki Shoji[3], Naoki Hiki, Junko Fujisaki[1]

A 70-year-old man presented with a 30mm lesion located in the anterior wall of the upper gastric body. The tumor had a highly elevated gross shape and subepithelial tumor-like appearance. Based on endoscopic and histologic evaluation of biopsy specimens, the patient was diagnosed with gastric adenocarcinoma of fundic gland type (cT1bN0M0 stage 1a). Thus, we performed laparoscopic proximal gastrectomy with lymph node dissection (D1+).

Histopathological studies revealed that the tumor extended from the deep mucosa to the shallow submucosa, and the main characteristic of the tumor was the presence of chief or mucous neck cells. The tumor thickness and soft and highly elevated appearance were attributed to the cystically dilated tumor glands and submucosal edema accompanying inflammation.

[1] Department of Gastroenterology, The Cancer Institute Hospital, Japanese Foundation for Cancer Research, Tokyo.

[2] Department of Pathology, The Cancer Institute Hospital, Japanese Foundation for Cancer Research, Tokyo.

[3] Department of Gastroenterological Surgery, The Cancer Institute Hospital, Japanese Foundation for Cancer Research, Tokyo.

编辑后记

竹内 学　長岡赤十字病院消化器内科

"对食管鳞状细胞癌的治疗"这一主题的书曾在 2013 年被出版过，研究内容包括病理学上的恶性程度评估、内镜切除 / 外科切除以及化学放射疗法（chemoradiotherapy，CRT）的治疗效果。人们探究通过病理学表现准确地找出风险因素，确立更微创且根治性高的治疗方法，但在目前的食管癌诊疗指南中，对于食管 SM 癌的标准治疗仍然是在大力推荐外科手术和 CRT。但是，在过去的 7 年里，外科手术中的内镜下手术取得了进步，CRT 中所采用的放射线设备和照射方法也得到了改进，而且通过 JCOG0508 试验得到的 EMR/ESD + CRT 的结果也被报道，让人们感受到可能为食管 SM 癌治疗的新进展拉开了序幕。因此，本书根据这些变化，以对食管 SM 癌的最前沿治疗为中心从各个角度进行了论文的组织策划。

首先，关于食管 SM 癌的术前诊断，松浦医生等报道，应是内镜切除适应证的 SM1 以浅病变和应是外科手术和 CRT 适应证的 SM2 以深病变的鉴别非常重要；在 cSM2 的常规观察及 NBI 放大观察的高可信度组正确率非常高，但在低可信度组，采用包括 EUS 在内的其他方法（modality）进行综合判断非常重要。另外，在 B3 血管存在于病变中心部的情况下可以诊断为 SM2，但考虑到 B3 血管存在于病变周围的情况下也有可能是浅于 SM1，今后有必要进行目前的日本食管学会放大内镜分类的重新定义和通过各方法（modality）联用对浸润深度诊断的相加/增强效果的前瞻性研究。

关于治疗方面，三梨医生等报道了 JCOG0508 试验的结果。该试验的方案是：对临床上判断为无淋巴结转移、可施行内镜切除的 cSM 癌施行内镜切除，在其后检查中的病理学表现如果为脉管浸润阳性或 pSM 时则施行预防性 CRT。结果是预防性 CRT 组的 3 年生存率为 90.7%，取得了不逊色于外科手术的效果，提示了 EMR /ESD + CRT 可作为对于食管 SM 癌的新的治疗选择方案之一。但是，也存在有复发的病例，笔者认为今后就该治疗方案的复发风险因素等进行研究是很重要的。另外，高桥医生等报道了对 pSM2 癌施行 ESD 的单中心数据，尽管存在有因高龄而无法追加治疗等选择偏倚（selection bias），但是不管是否施行追加治疗，在复发率和原发病死亡率方面均无显著性差异；由于因其他疾病死亡者多，认为特别是对高龄患者也可以选择 ESD 单独治疗方案。在该报道中，令人惊讶的是 47 个 pSM2 癌病变全部被局部完全切除。对于食管 SM 癌的治疗策略来说，确保深部切缘阴性的 ESD 技术至关重要。

另一方面，龟井医生等就食管 SM 癌的治疗方面报道称，根据治疗效果，与 CRT 相比，具有淋巴结转移的 cStage Ⅱ 癌是外科手术的更好的适应证。该论文还就从 2018 年被纳入保险范围的机器人辅助食管癌手术、包括早期离床计划在内的术后恢复促进方案等所致的术后管理的改善，以及镜下手术的详细情况进行了报道，被拔去引流管、在入院第 3 日进行步行训练的患者的照片尤其令人印象深刻。

在主题研究栏目中，山下医生等对

2015 年被纳入保险范围的光动力学疗法（L-PDT）进行了阐释。L-PDT 作为对 CRT 后最大问题的局部复发的挽救性治疗，与外科手术相比是微创的治疗，肿瘤亲和性光敏剂也从原来的 Photophrin® 改变为 Laserphyrin®，光敏性疾病的发生率降低，提高了安全性和有效性。但是，重要的是在 CRT 后以适当的间隔定期进行内镜检查，以早期发现残余复发病变，避免错过 PDT 的机会。

在最近的 7 年间，食管 SM 癌的治疗确实得到了改进，变得更加安全且微创，使患者受益。希望各位读者能够充分理解本书的内容，并应用于今后的食管癌患者的诊疗中。

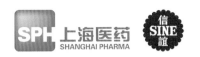
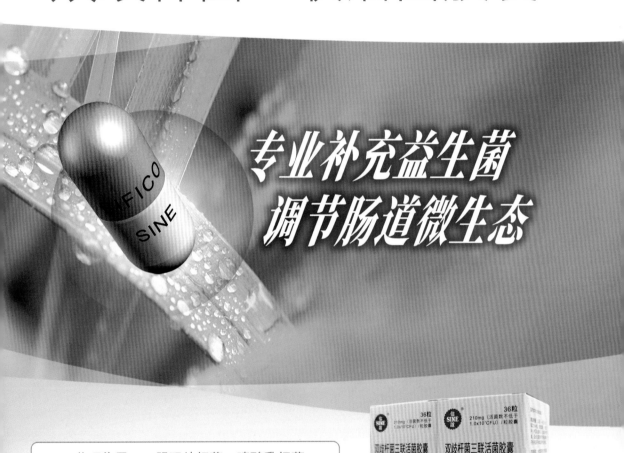

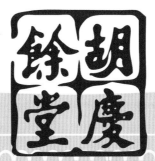

创始于1874年

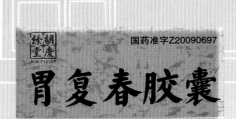

国药准字Z20090697

WEI FU CHUN
JIAONANG

60 粒装

杭州胡庆余堂药业有限公司

用于治疗胃癌癌前期病变的中成药

健脾益气活血解毒

胃复春胶囊

【成　　份】红参、香茶菜、枳壳(炒)
【功能主治】健脾益气，活血解毒。用于治疗胃癌癌前期病变、胃癌手术后辅助治疗、慢性浅表性胃炎属脾胃虚弱证者。
【规　　格】每粒装0.35g。
【用法用量】口服。一次4粒，一日3次。
【包　　装】口服固体药用高密度聚乙烯瓶。60粒/瓶，1瓶/盒。
【批准文号】国药准字Z20090697
【不良反应】详见说明书。
【禁　　忌】禁止与含藜芦药物同服。

企业名称：杭州胡庆余堂药业有限公司　　　　　邮政编码：311100
生产地址：杭州余杭经济技术开发区新洲路70号　电话号码：0571-86992277（总机）
传真号码：0571-86993828　　　　　　　　　网　　址：http://www.hqyt.com
注册地址：杭州余杭经济技术开发区新洲路70号

国药准字Z33020174
浙药广审（文）第250401−00420号

养胃颗粒
YANGWEI KELI

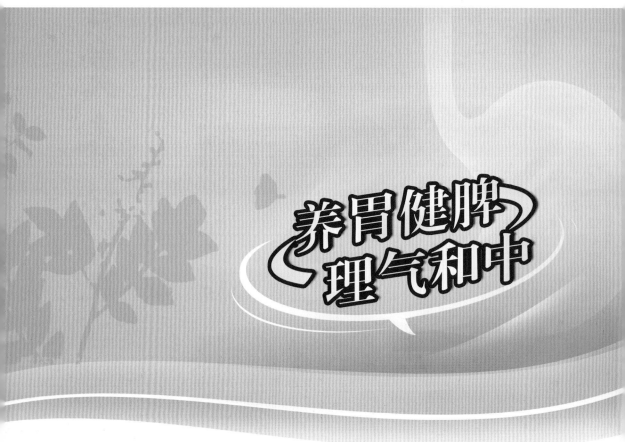

养胃健脾
理气和中

▶ 用于

· 脾虚气滞所致的胃痛，症见胃脘不舒　　· 胀满疼痛
· 嗳气食少　　· 慢性萎缩性胃炎见上述证候者。

【成份】炙黄芪、党参、陈皮、香附、白芍、山药、乌梅、甘草。

【禁忌】本品不宜与含有藜芦、海藻、京大戟、红大戟、甘遂、芫花成份的中成药同用。

【不良反应】应用本品时可能出现腹泻、恶心、呕吐、腹痛、皮疹、瘙痒等不良反应。

请按药品说明书或者在药师指导下购买和使用

广告

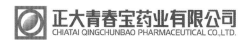

正大青春宝药业有限公司
CHIATAI QINGCHUNBAO PHARMACEUTICAL CO.,LTD.